YOGA

pour

CHATS

par

Talia Katasanda

(nom-de-chat de Erica Rutherford)

RAGWEED

1992
les éditions Ragweed

ISBN 0-921556-25-X

les éditions Ragweed
B.P. 2023, Charlottetown
Île-du-Prince-Édouard
Canada C1A 7N7

Achevé d'imprimer au Canada

Données de catalogage avant publication (Canada)
Rutherford, Erica.

Yoga pour chats

Traduction de: Yoga for cats.
ISBN 0-921556-25-X

1. Chats — Caricatures et dessins humoristiques.
2. Humour par l'image canadien. I. Titre.

PN6231.C23R814 1992 741.5'971 C92-098537-8

INTRODUCTION

Déesses (et quelques fois diablesses) nous sommes depuis le début des temps.

Dans la vallée du Nil, comme Bast, nous avons prédit l'avenir et dirigé le sort des nations. Dans nos linceuls d'or, dans nos tombes du temps, nos corps momifiés ont attendu les dieux.

En Chine, comme Li Chow, nous avons veillé sur la fertilité des terres et des gens, dirigeant les orgies du festival des moissons.

À Rome, comme Diane la Chasseresse, nous avons poussé les gens à la conquête.

Comme Hécate, Reine de la nuit, comme le messager de Satan, comme l'ami de Salem, allié des sorcières, partenaire dans la magie noire, nous avons brûlé et crié jusqu'à la mort.

Cependant, nous avons survécu, moi et ma race. Et nous nous soulèverons à nouveau pour sauver le genre humain.

Mais nous devons avant tout, retrouver notre souplesse, notre bonne forme et notre force intérieure dilapidées par des générations de vie en appartement, de nourriture en boîte, de colliers à puce ornés de pierres du rhin et de roches.

Aux techniques légendaires du Yoga nous devons revenir pour que nos corps et nos esprits soient prêts à reprendre leur rôle légitime de gardiens de la sérénité et promoteurs de la paix.

Levez-vous amis félins. Suivez-moi dans ces honorables exercices légendaires du corps et de l'ésprit si éloquemment décrit dans ce livre.

Étirez-vous. Réfléchissez. Méditez...et attendez.

Talia Katasanda, Gourou,
Félis Domestica.
Ashram Toronto, 1987.

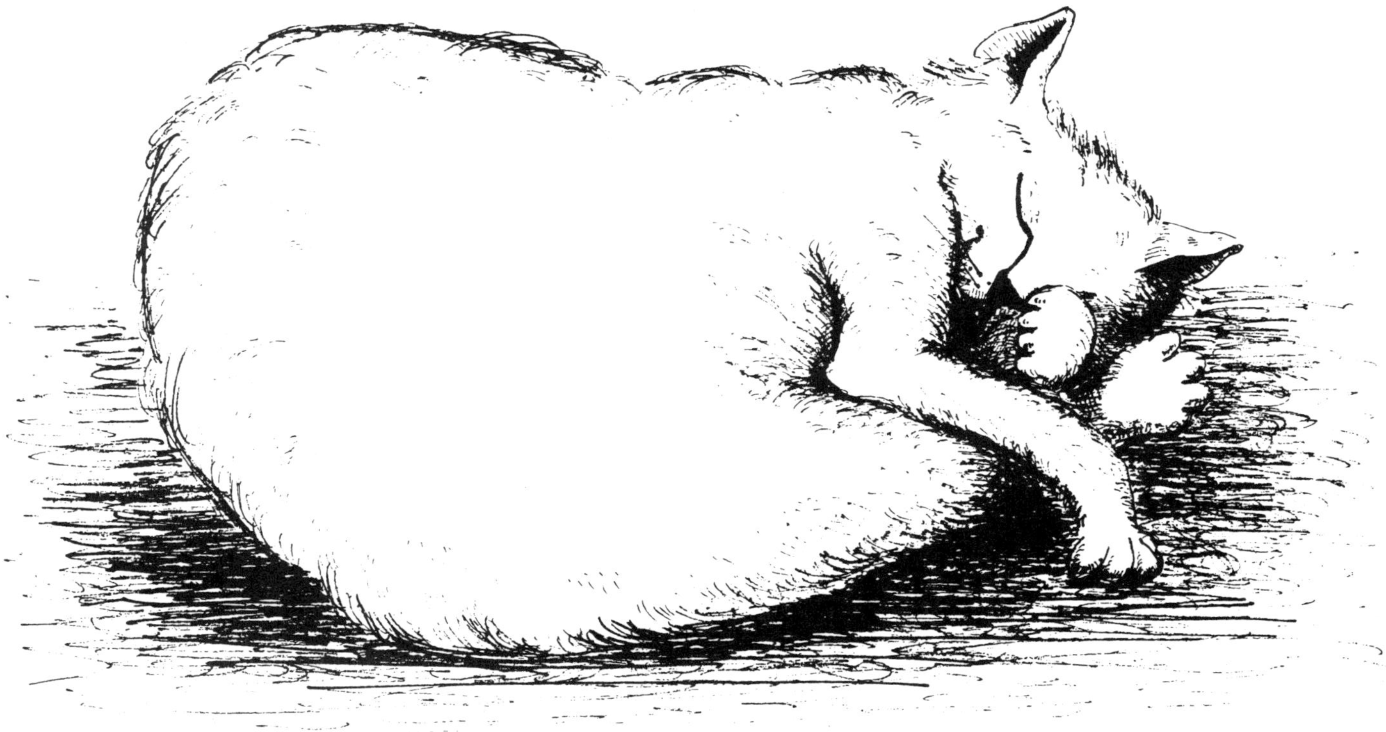

Levez-vous amis félins, c'est l'heure du Yoga.

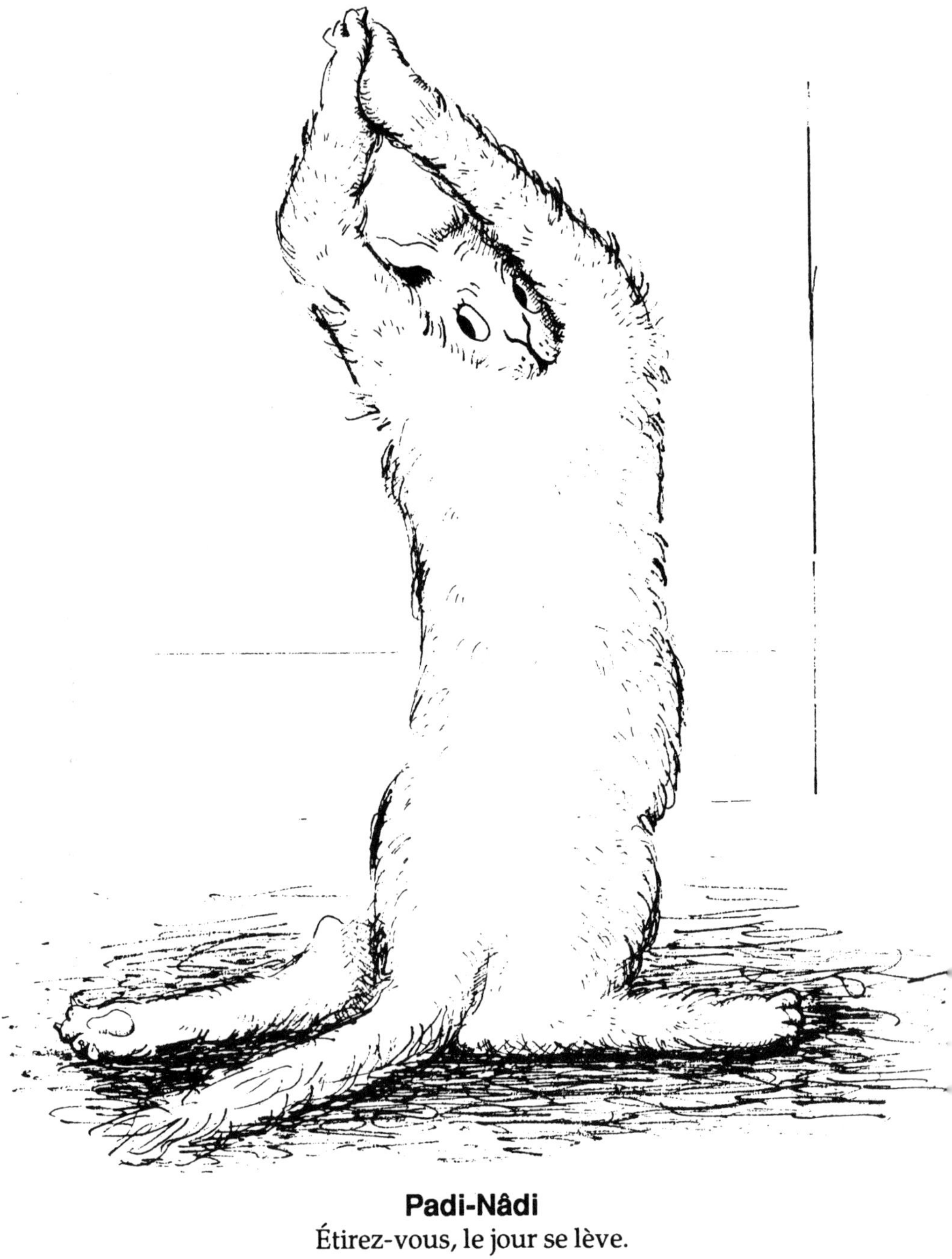

Padi-Nâdi

Étirez-vous, le jour se lève.

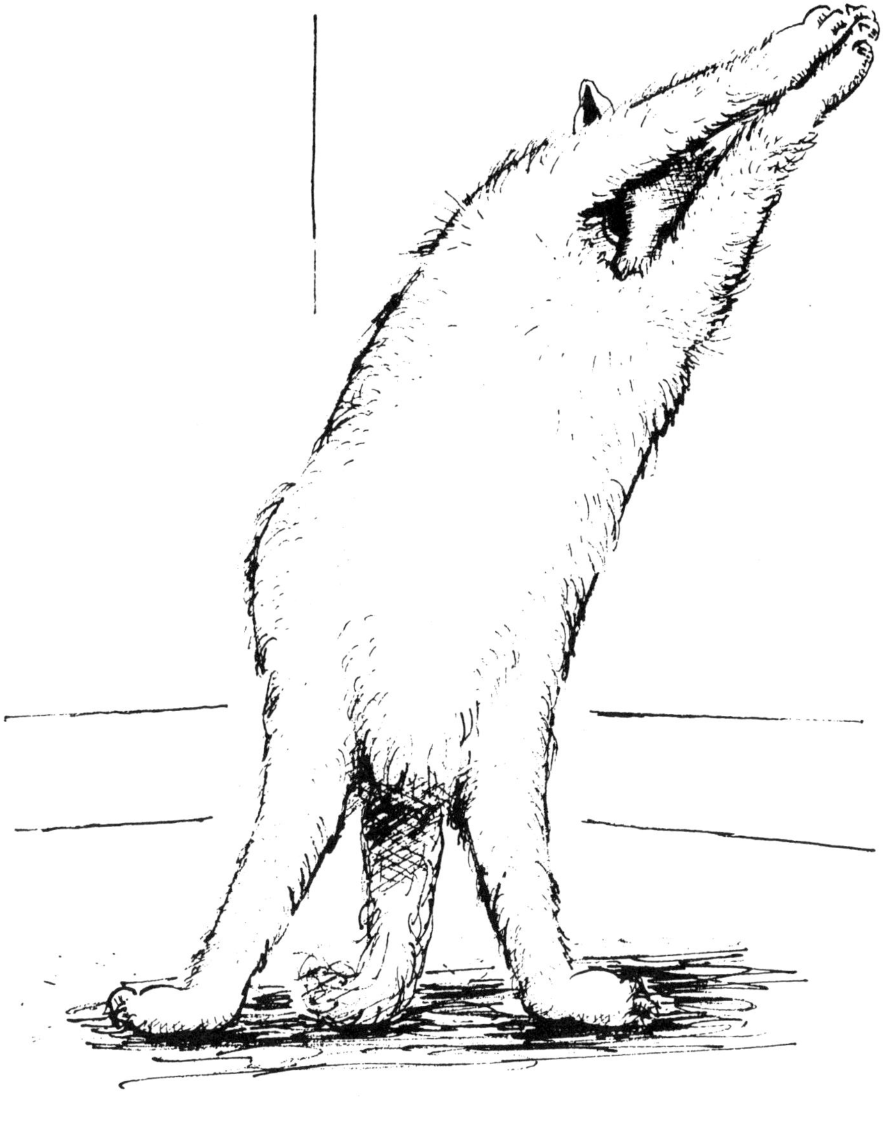

Ardha Chandra
Concentrez-vous. Au diable les souris!

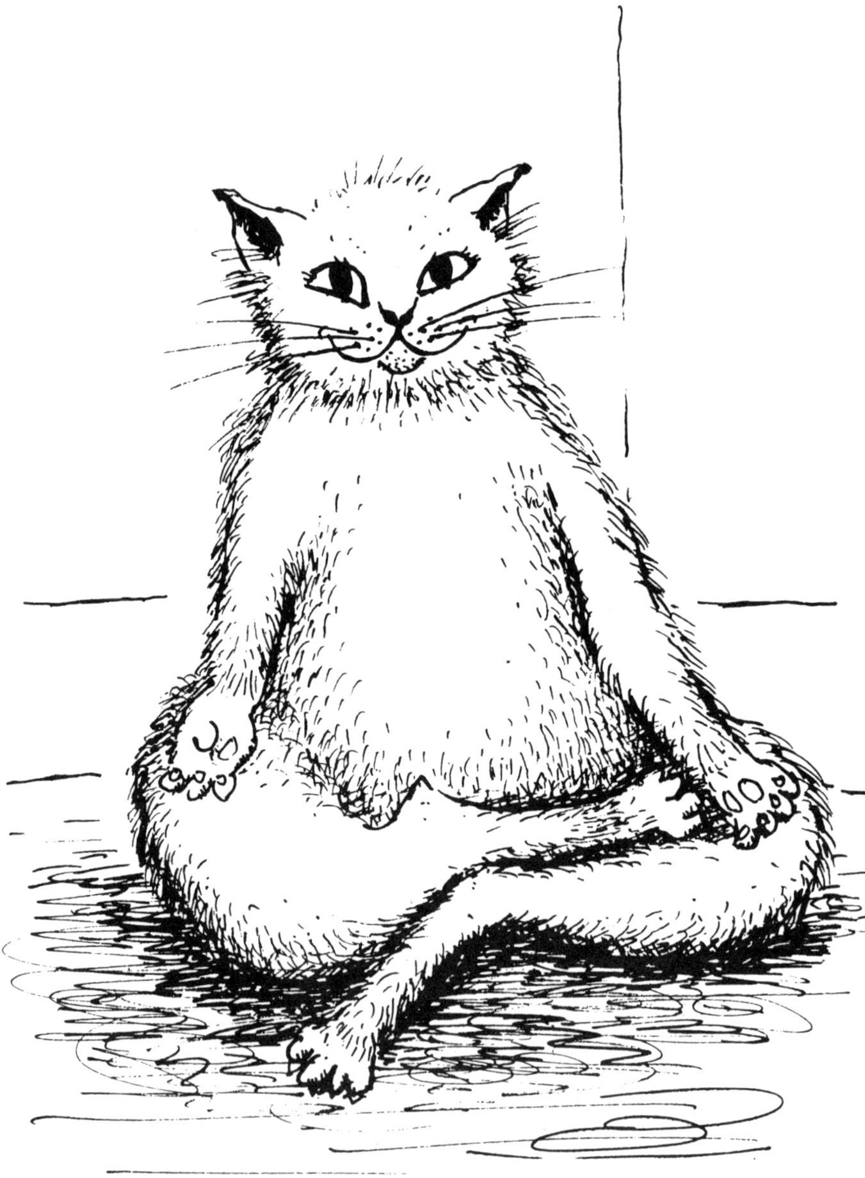

Le lotus—La posture parfaite
Méditez sur les mystères anciens et le poisson frais.

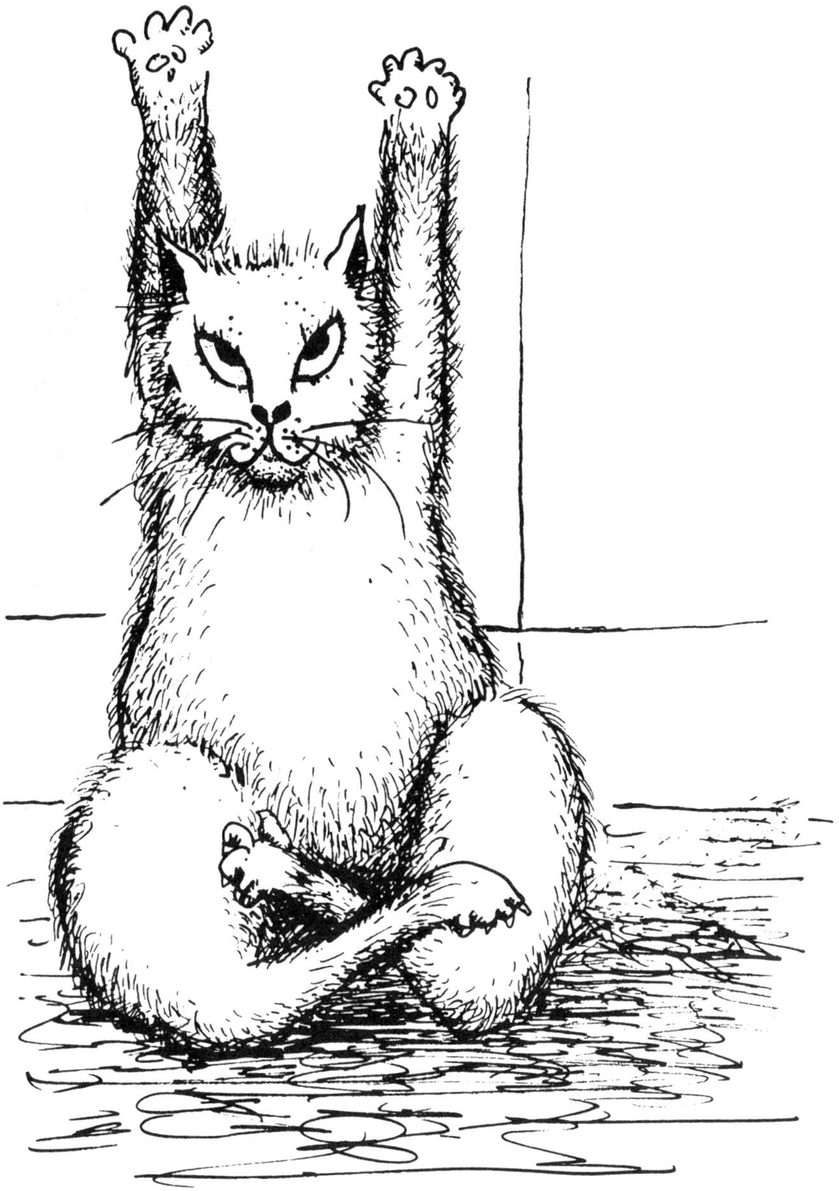

Parasâvana

Respirez profondément, cela dégage les poumons et améliore le miaulement.

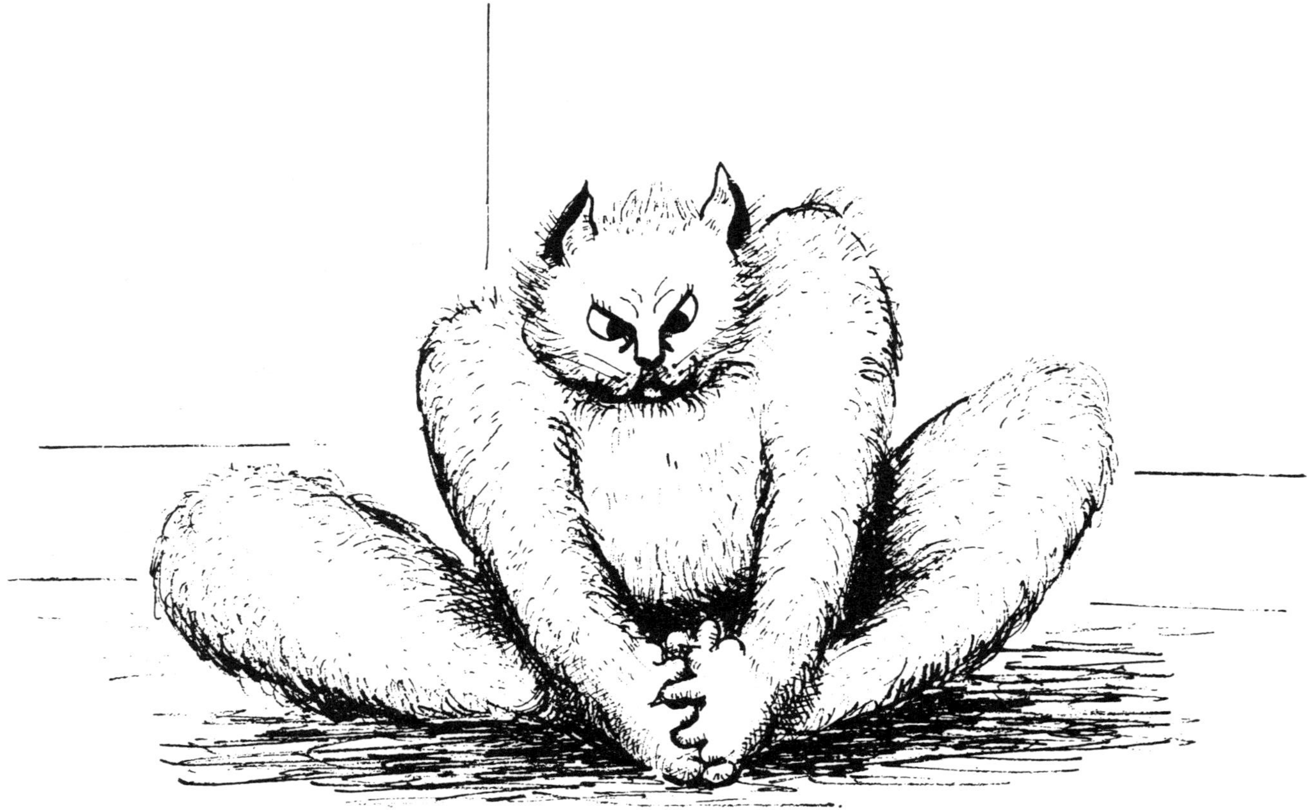

Étirement des cuisses

Avons-nous *vraiment* besoin de muscles?

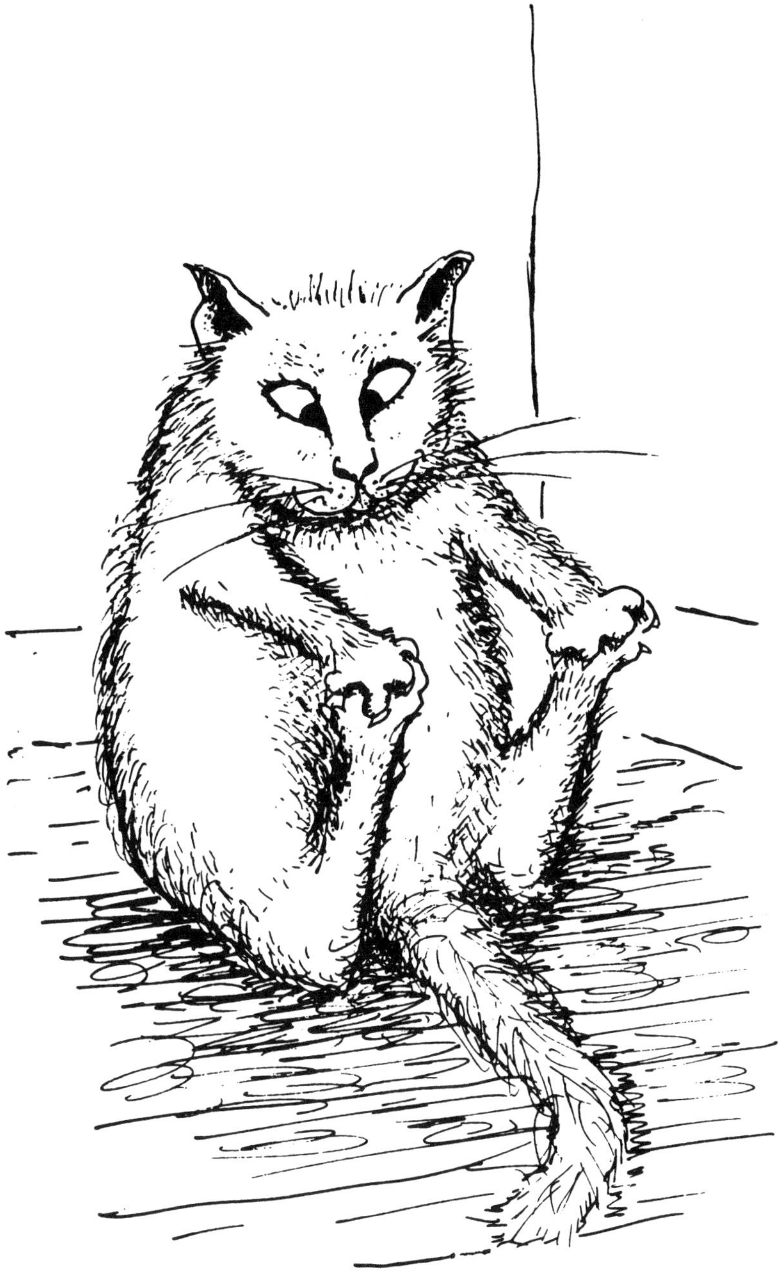

Flexion avant
Pose parfaite pour la luge!

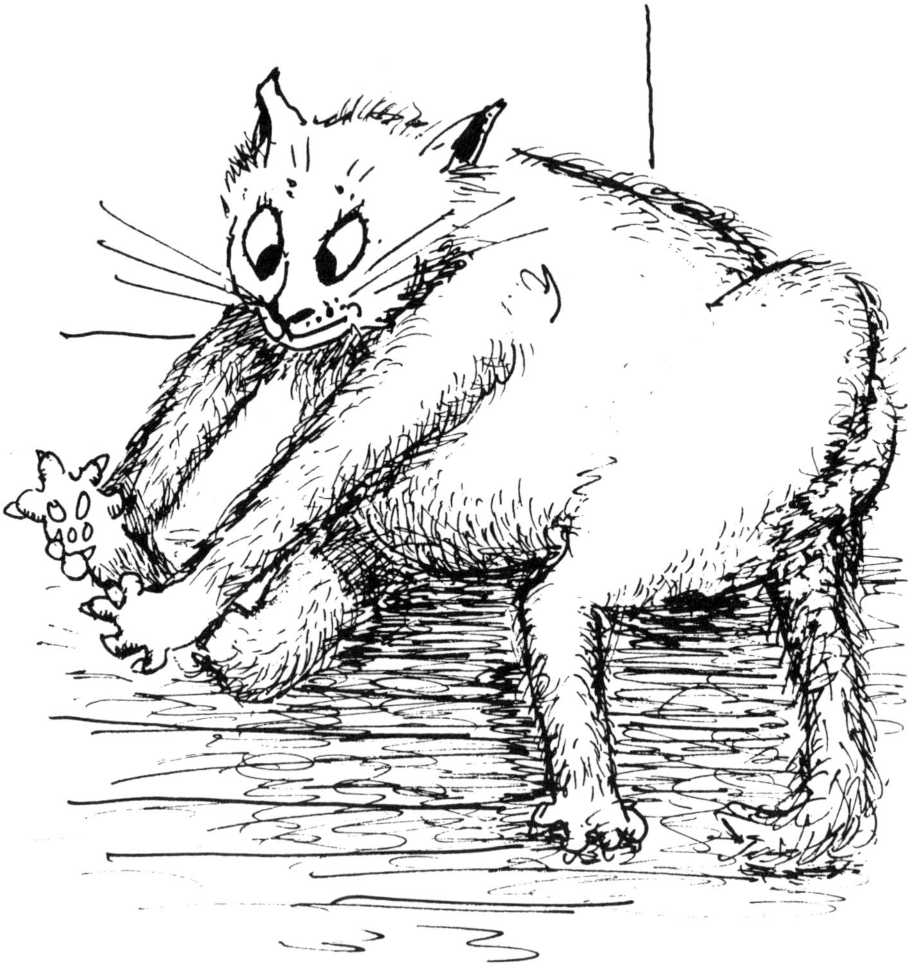

Étirement des jambes
Assouplit les pattes et les muscles de la jambe pour mieux bondir et sauter.

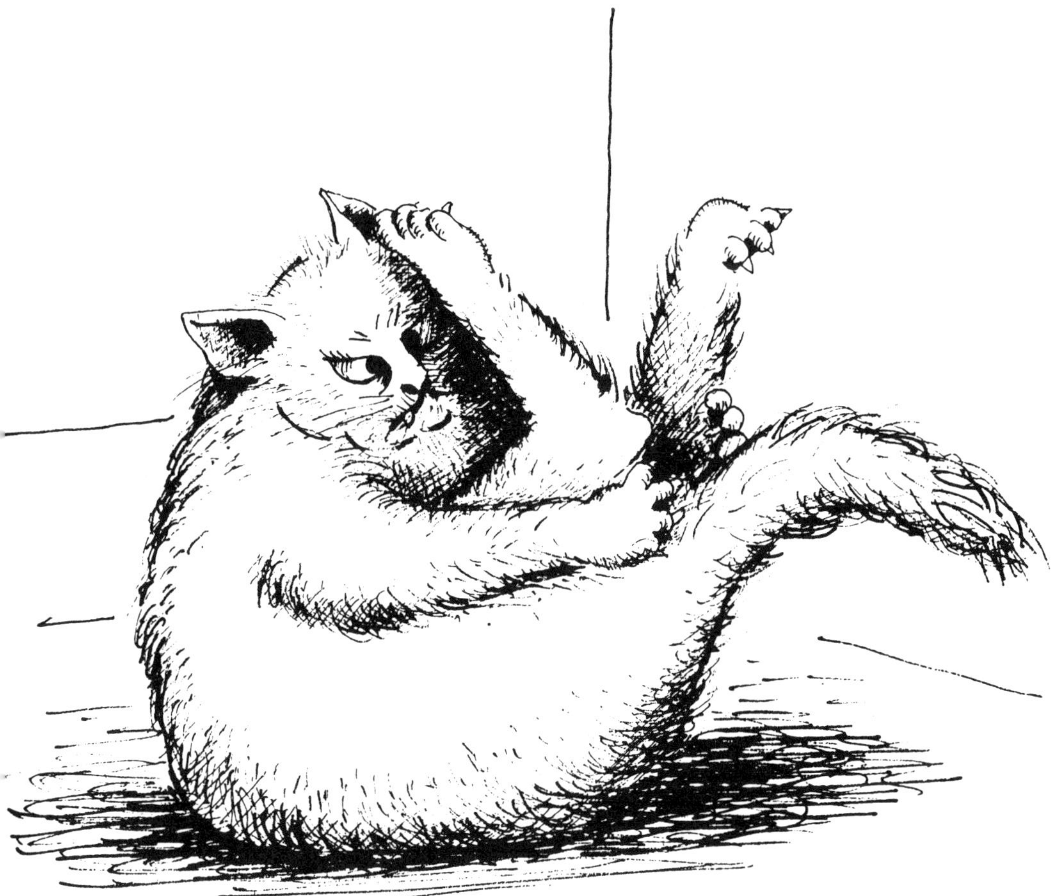

Jambes vers la poitrine
N'éternuez surtout pas maintenant!

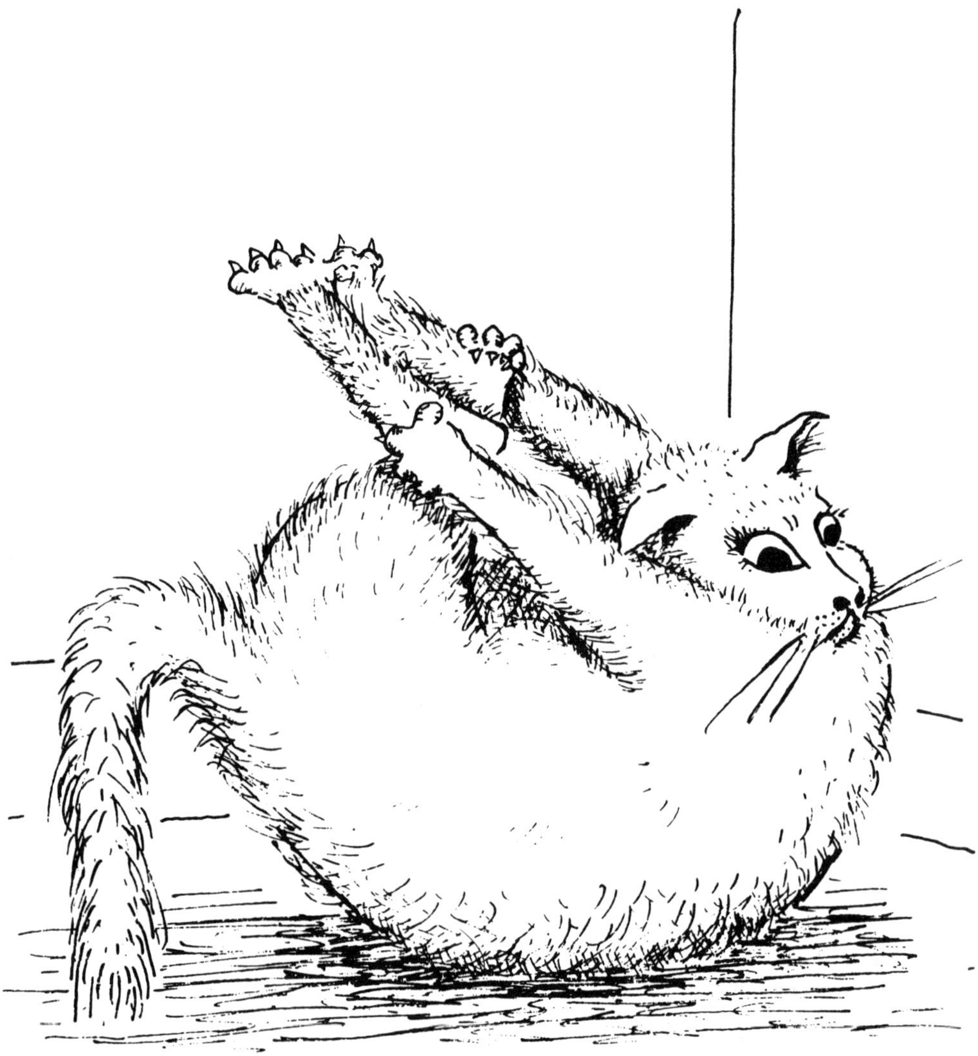

Eka Pada

Prêts à attaquer les oiseaux téméraires.

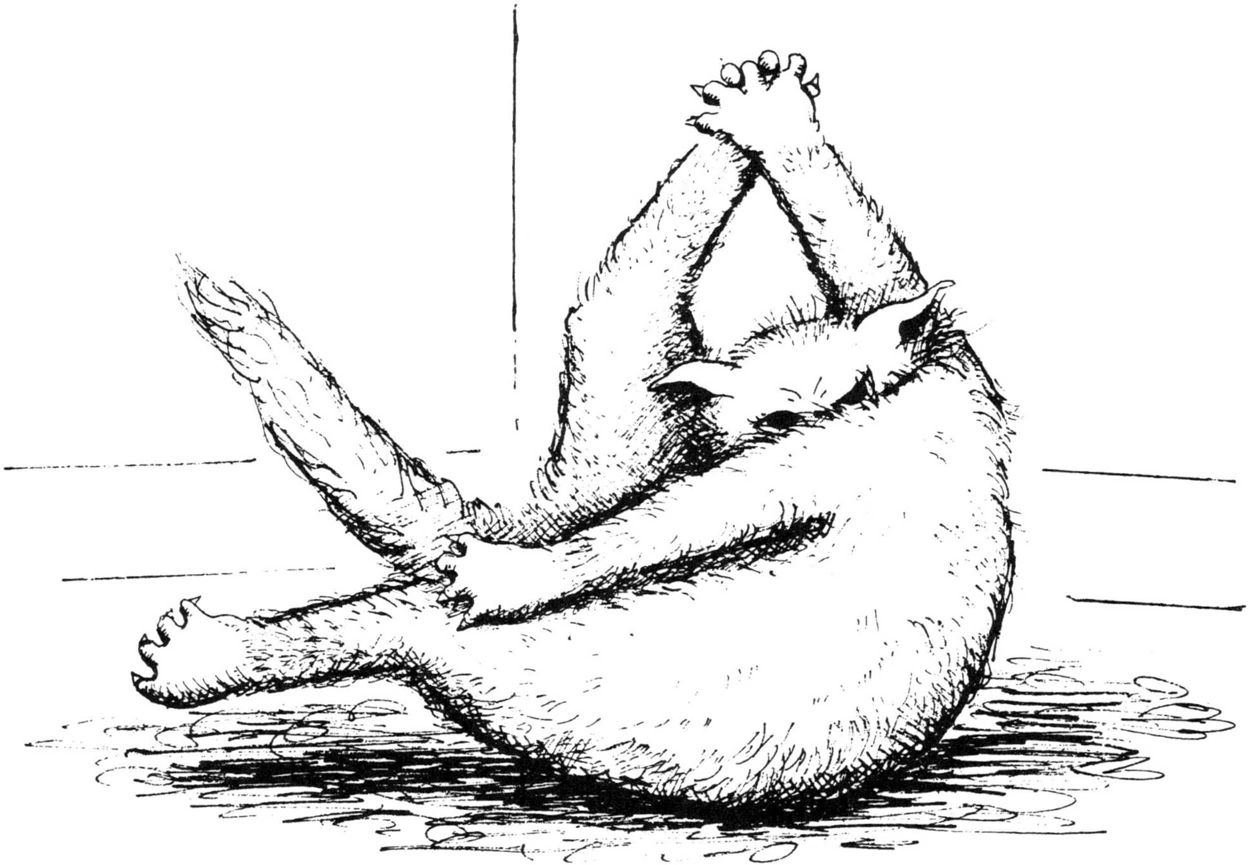

Se défaire de Eka Pada

Concentrez-vous! Ne vous préoccupez pas des bruits provenant de la cuisine.

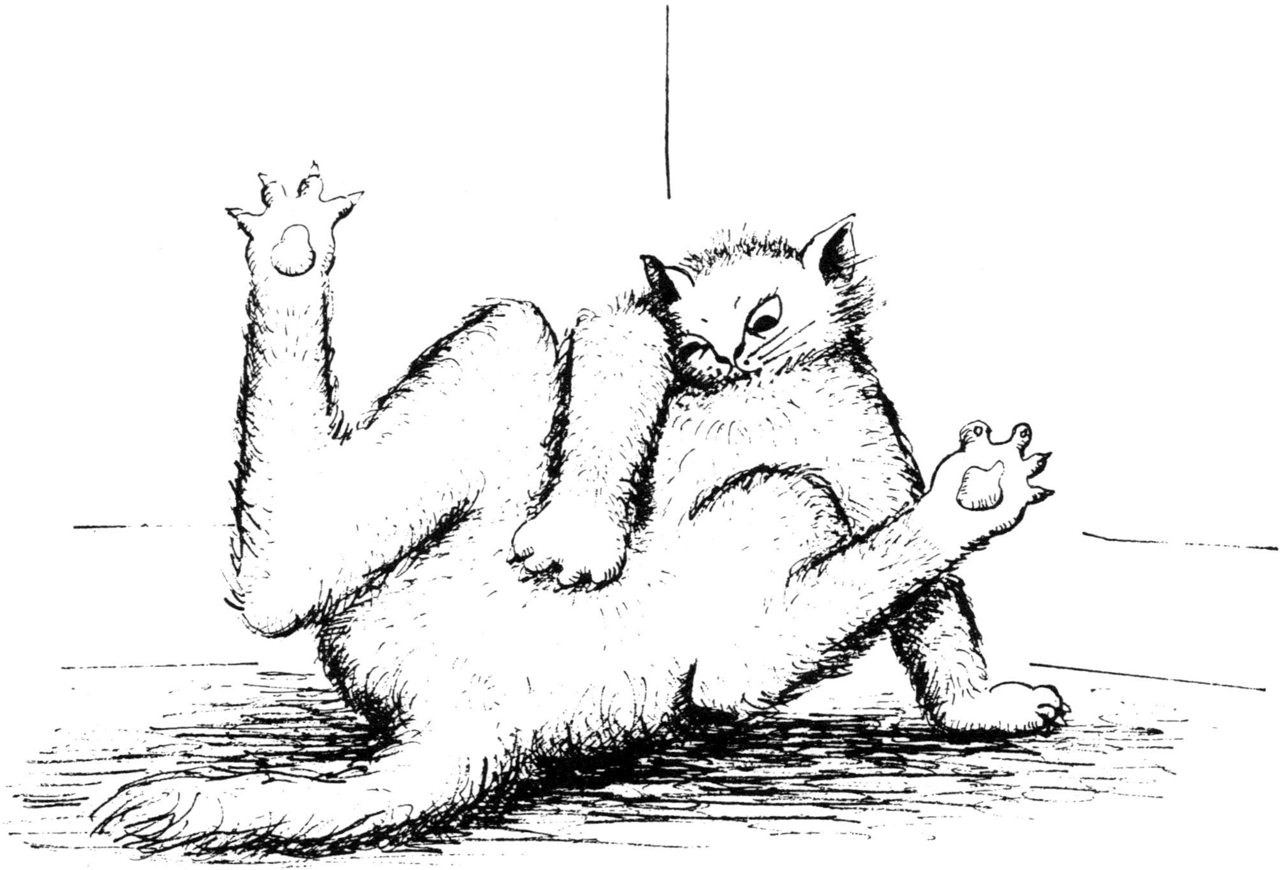

Houp!

Vous vous inquiéterez des puces une autre fois.

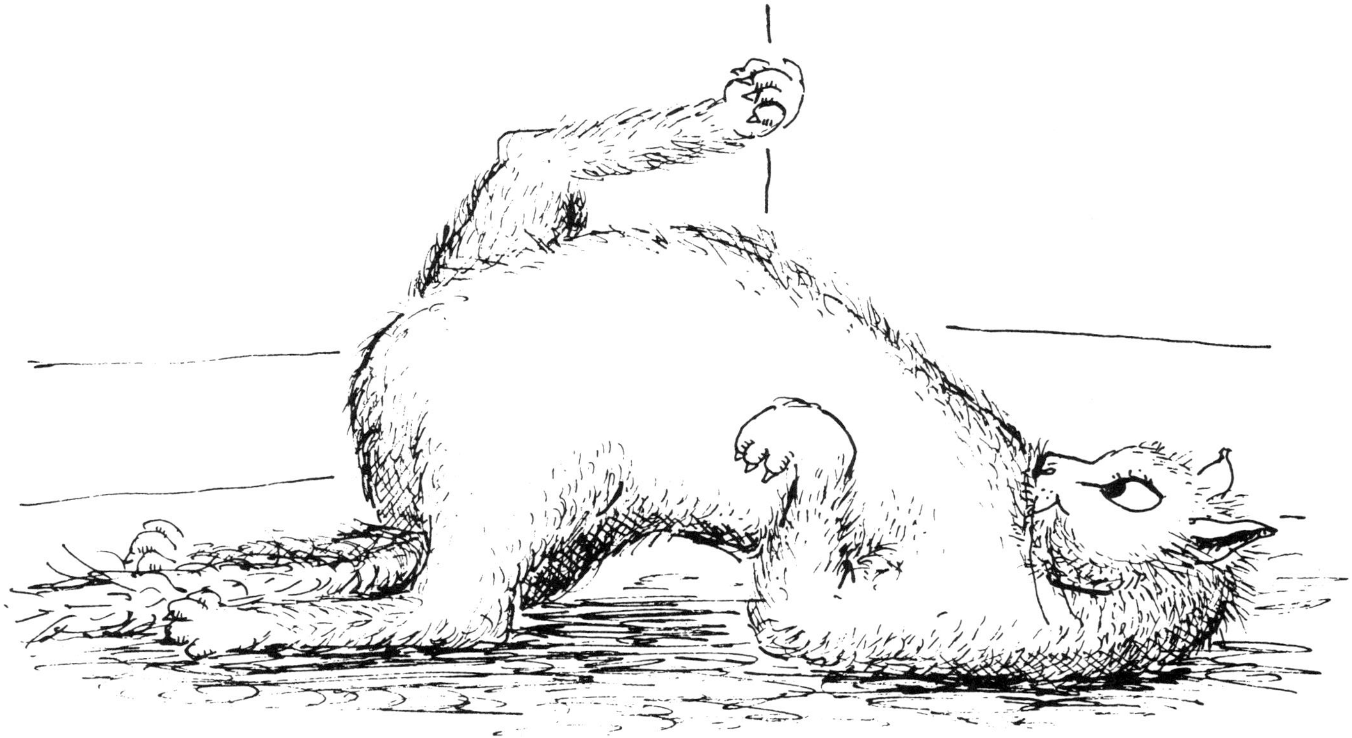

Supta-Vajrâsana
Le lever pelvien demande de la coordination
et de la concentration.

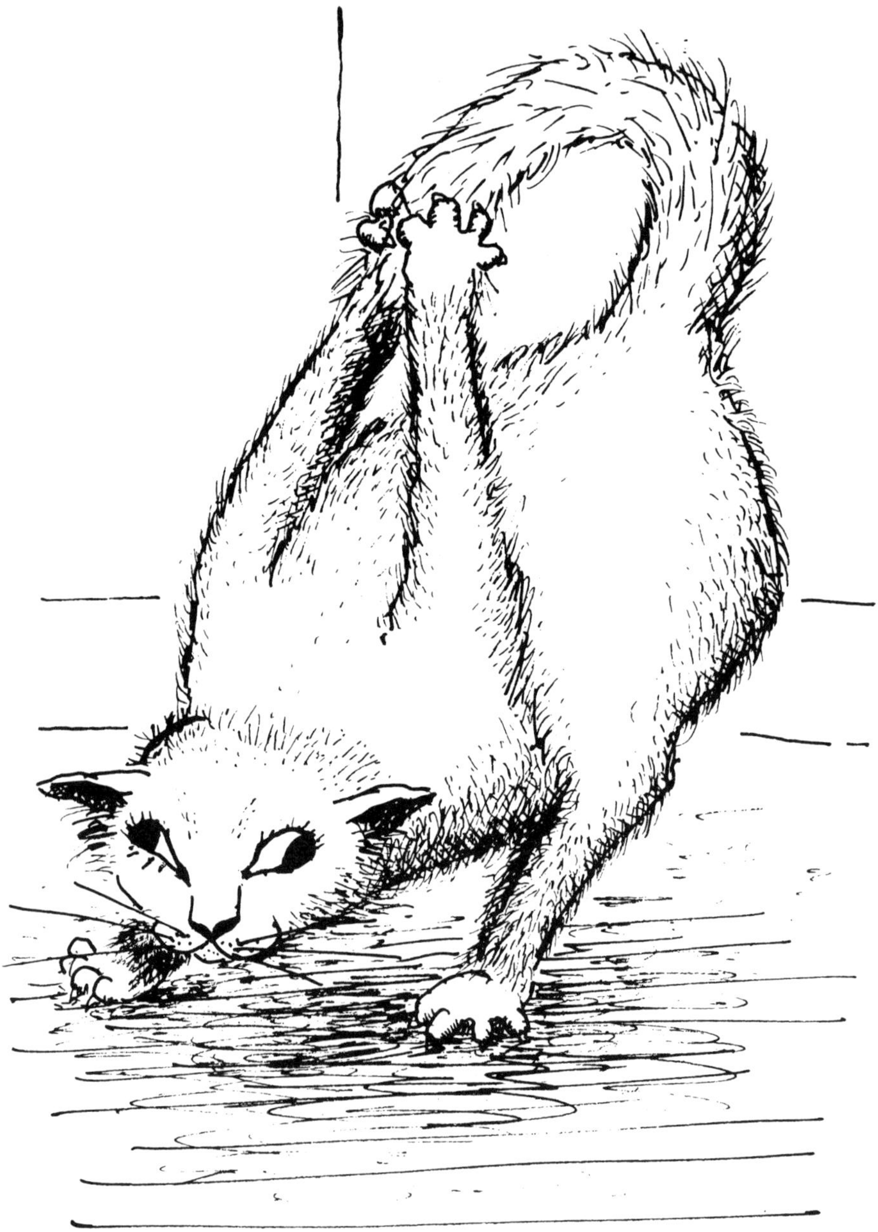

Le Scorpion

Met tout de même en valeur la flexibilité de la queue.

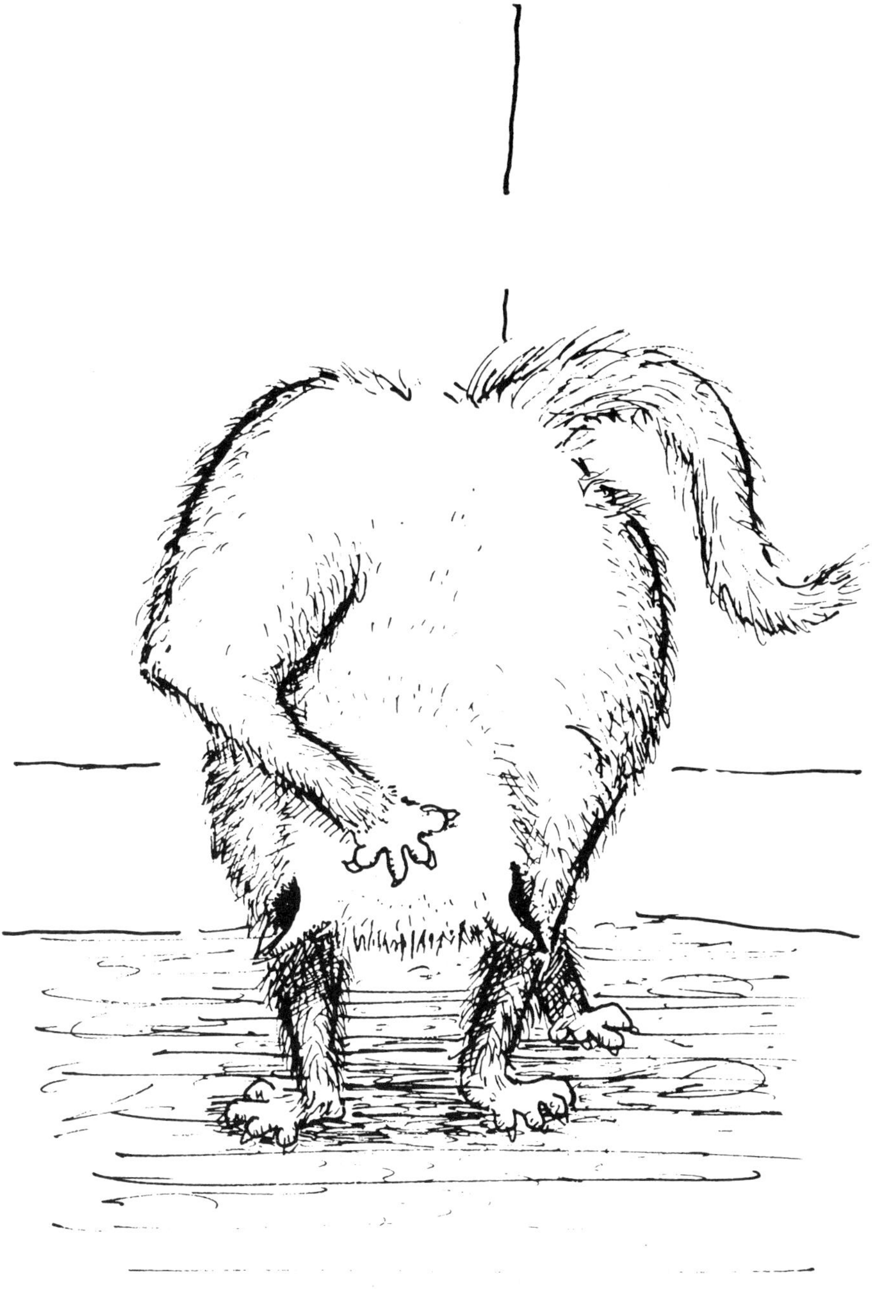

Dhanurâsana—L'Arc

Très efficace en cas d'impotence (chose rare chez les chats).

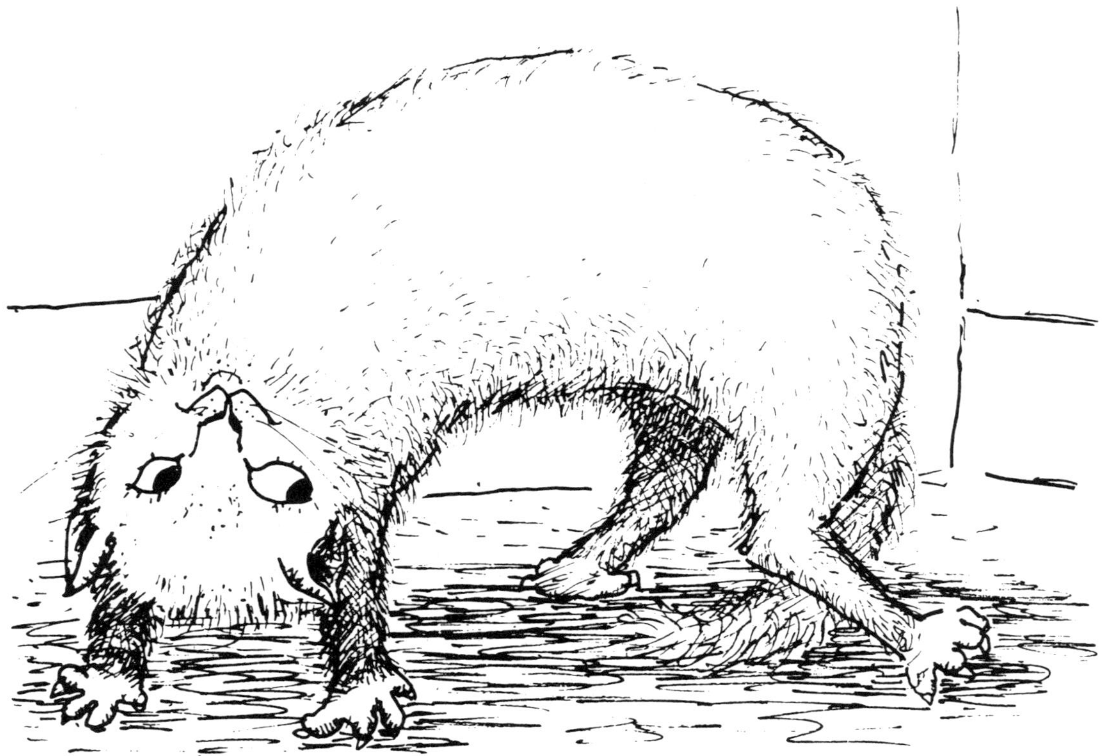

Chakrâsana—La Roue

Renforce les muscles abdominaux—très bénéfique après (hum) une chirurgie.

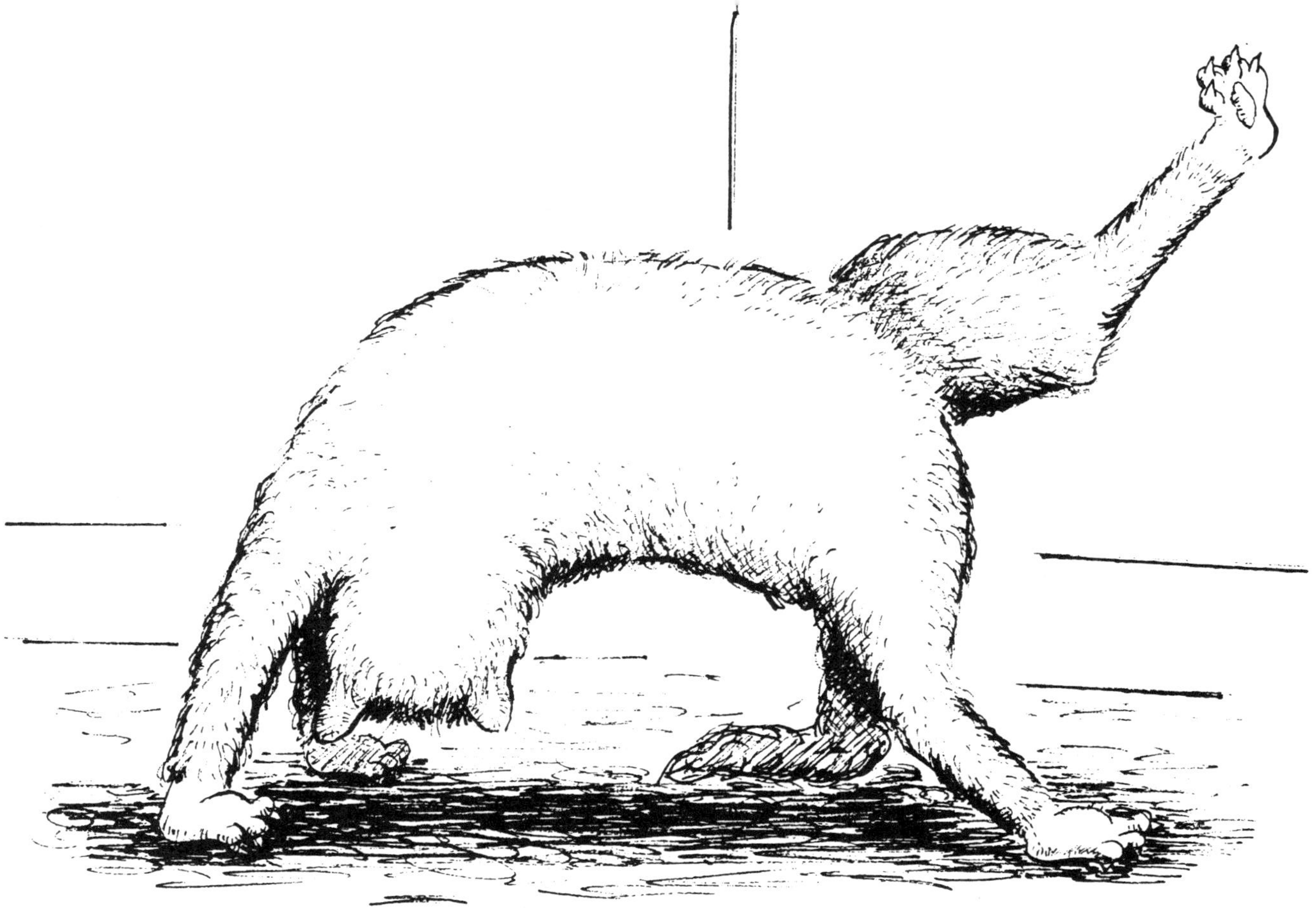

Une variante de la Roue

Ne laissez personne vous chatouiller l'estomac maintenant.

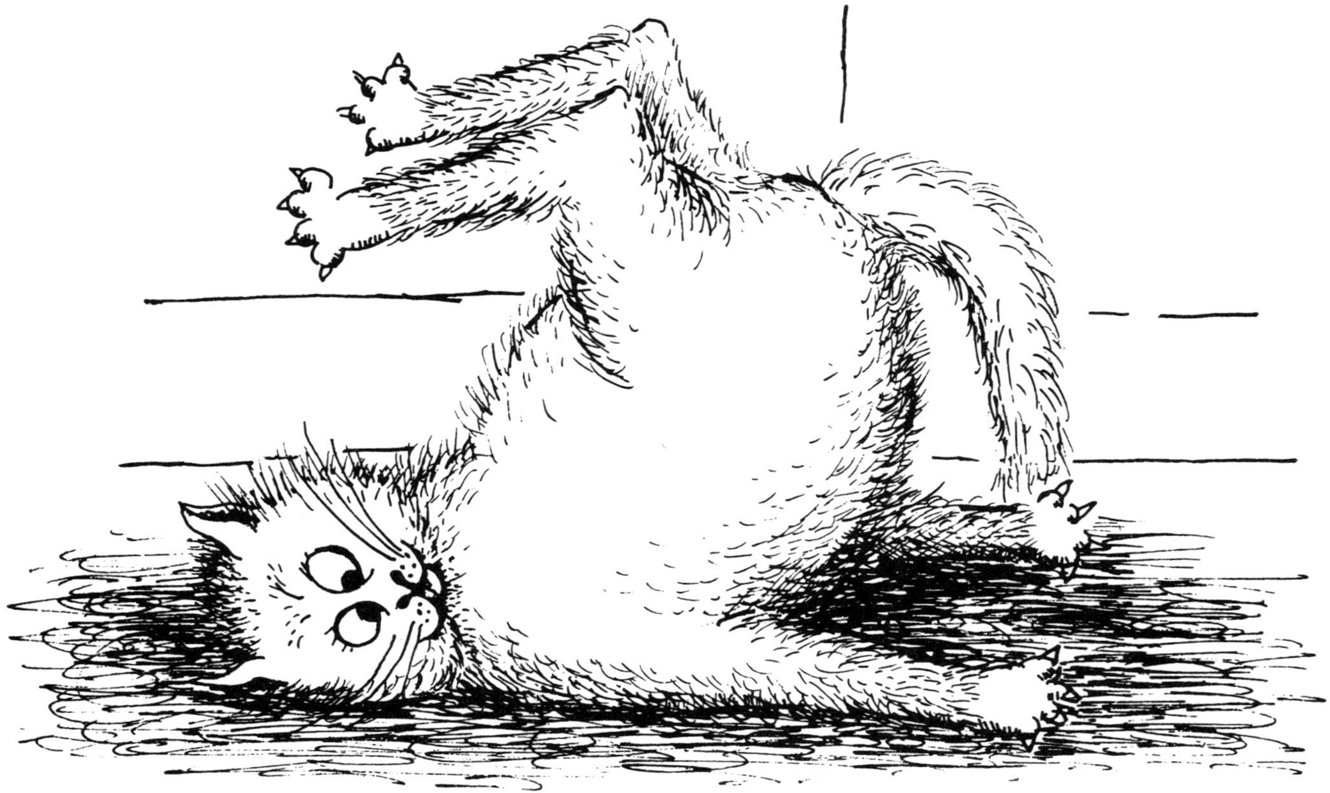

La Charrue

Une position de défense (remarquez les orteils).

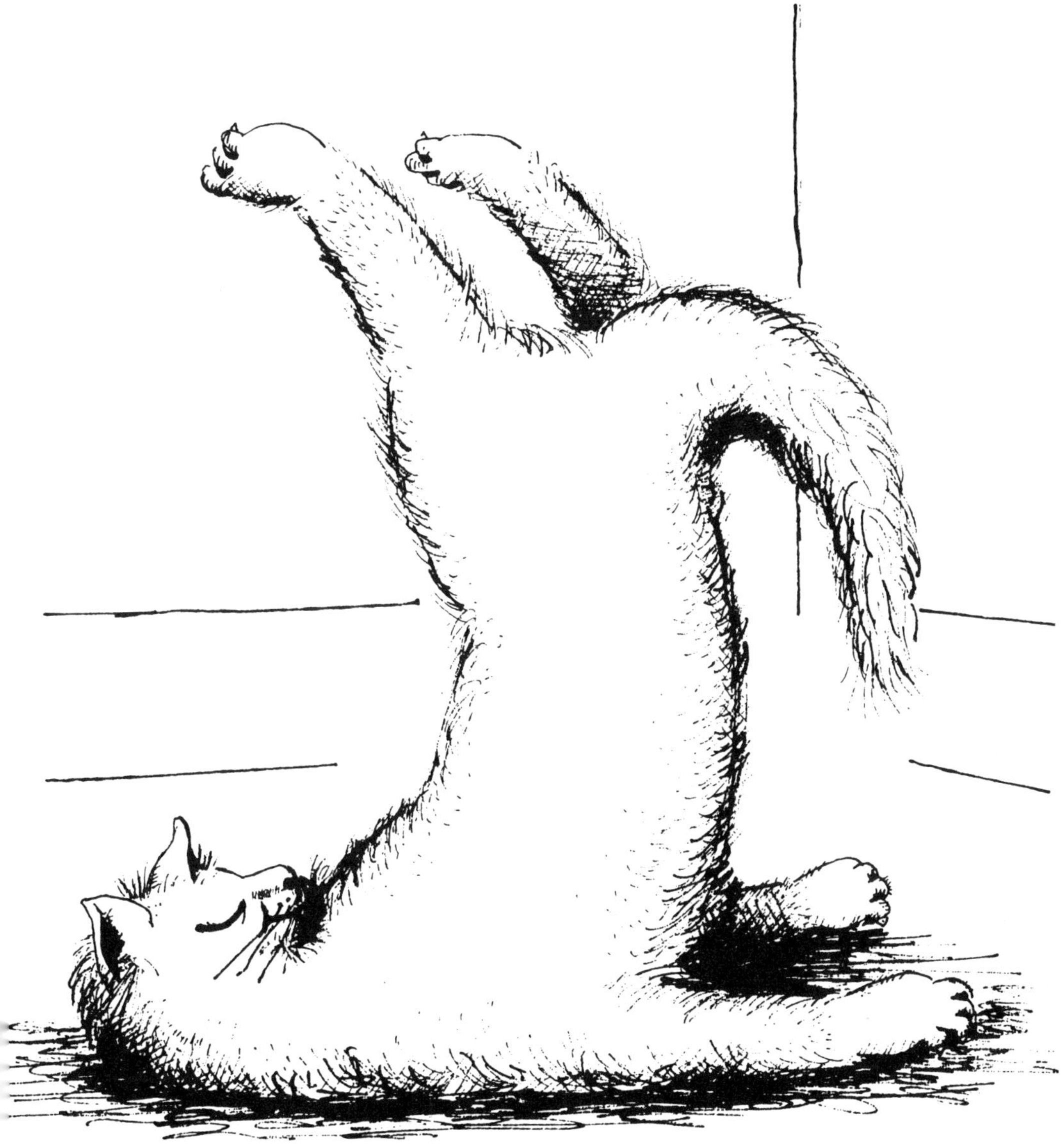

La Chandelle

Souvenez-vous de bien relâcher les muscles de la queue.

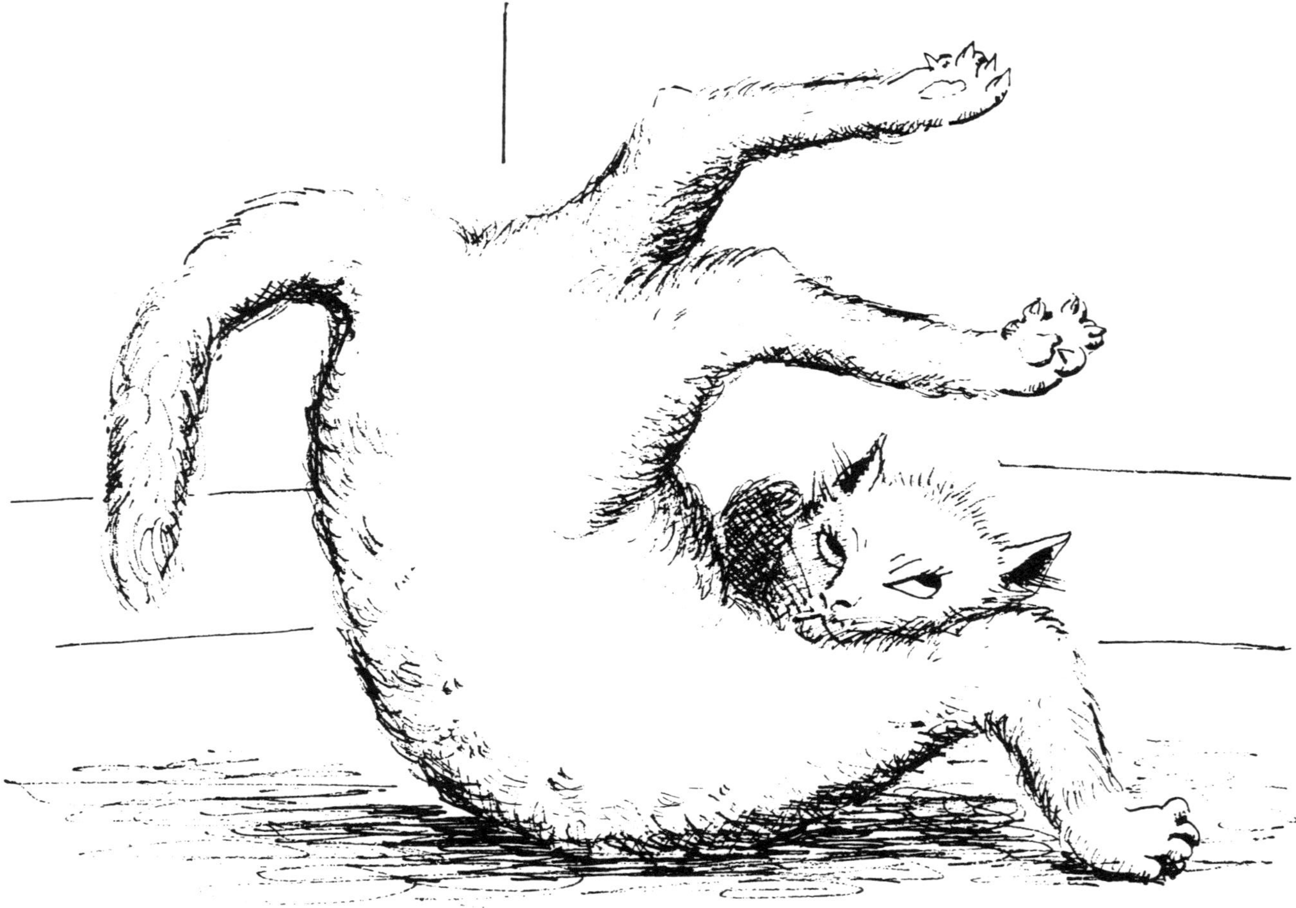

Retour au sol après la Chandelle

Déroulez progressivement la colonne, ramenez au sol un seul (et seulement un) vertèbre à la fois.

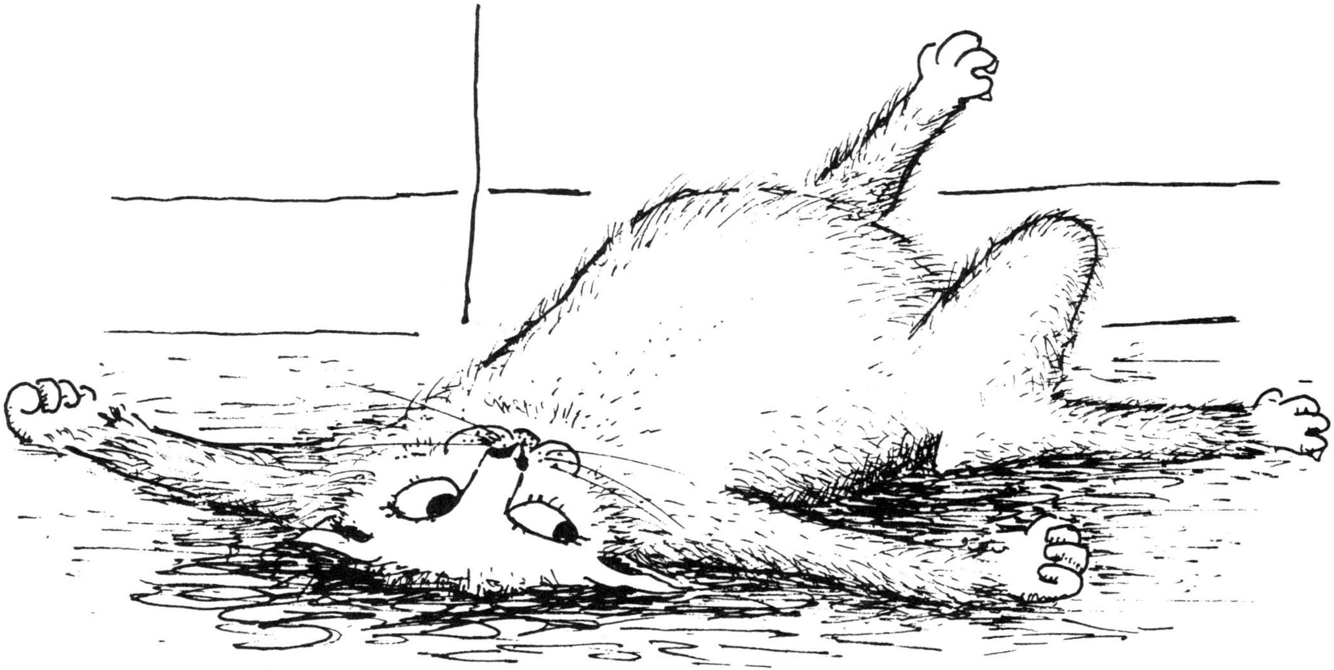

Détentez-vous entre les postures.

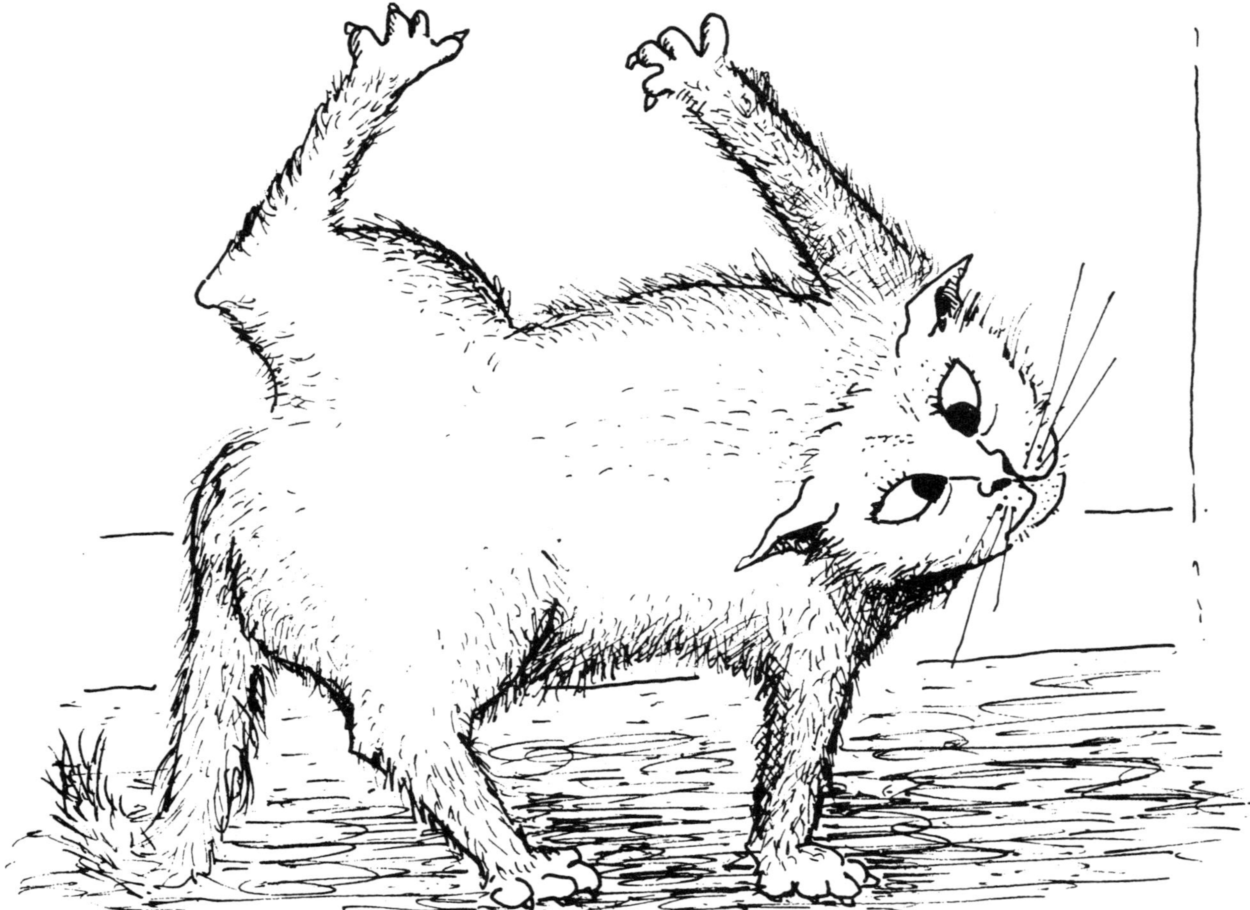

Le lever de côté

Rend perplexe les chiens et soulage des varices.

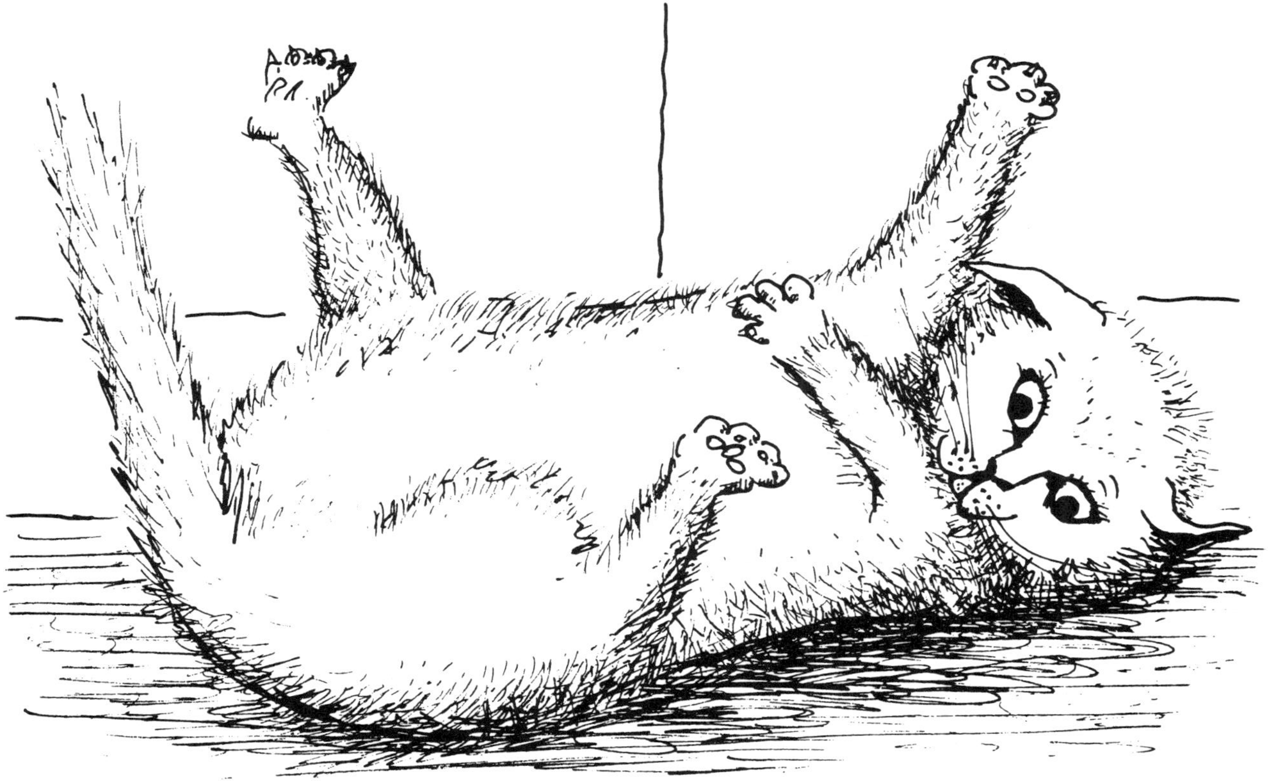

Le lever de côté

Là encore, des gestes trop brusques peuvent provoquer une chute.

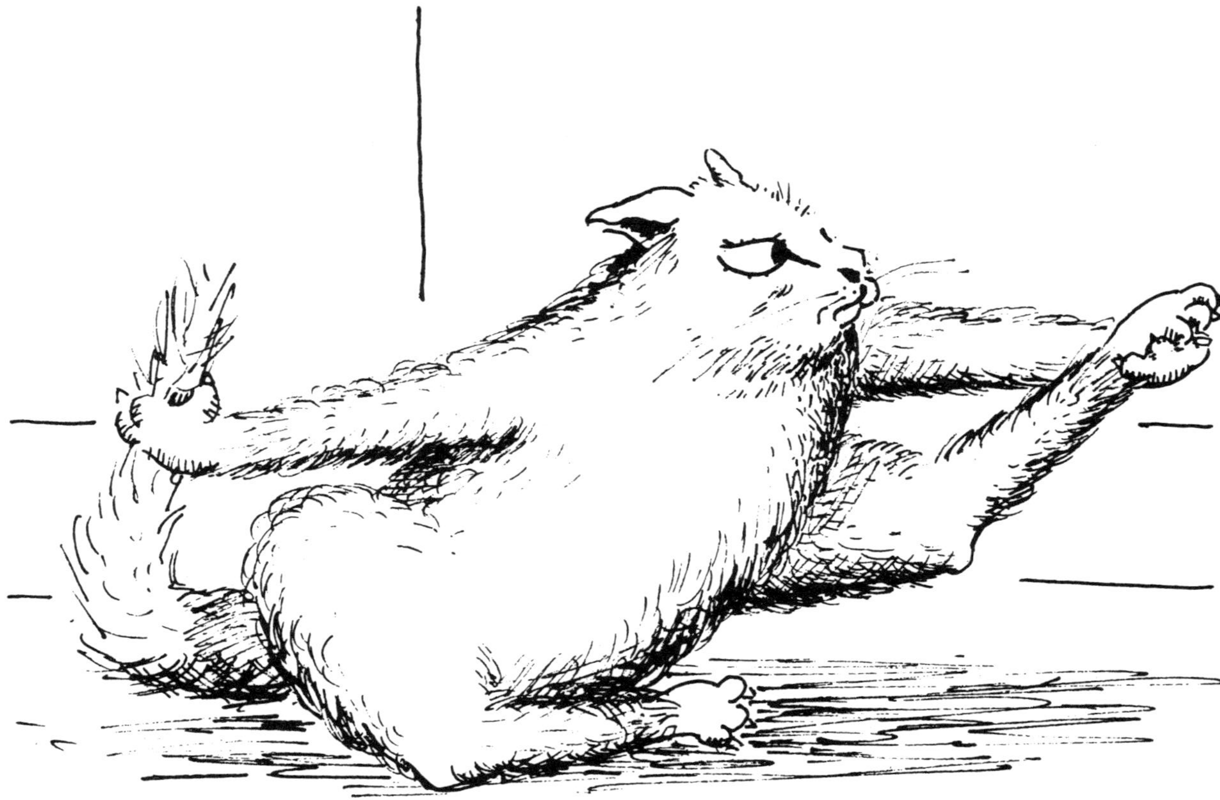

Parha-Natsyendrâsana
Vous êtes maintenant capable de beaucoupe d'équilibre
et de souplesse.

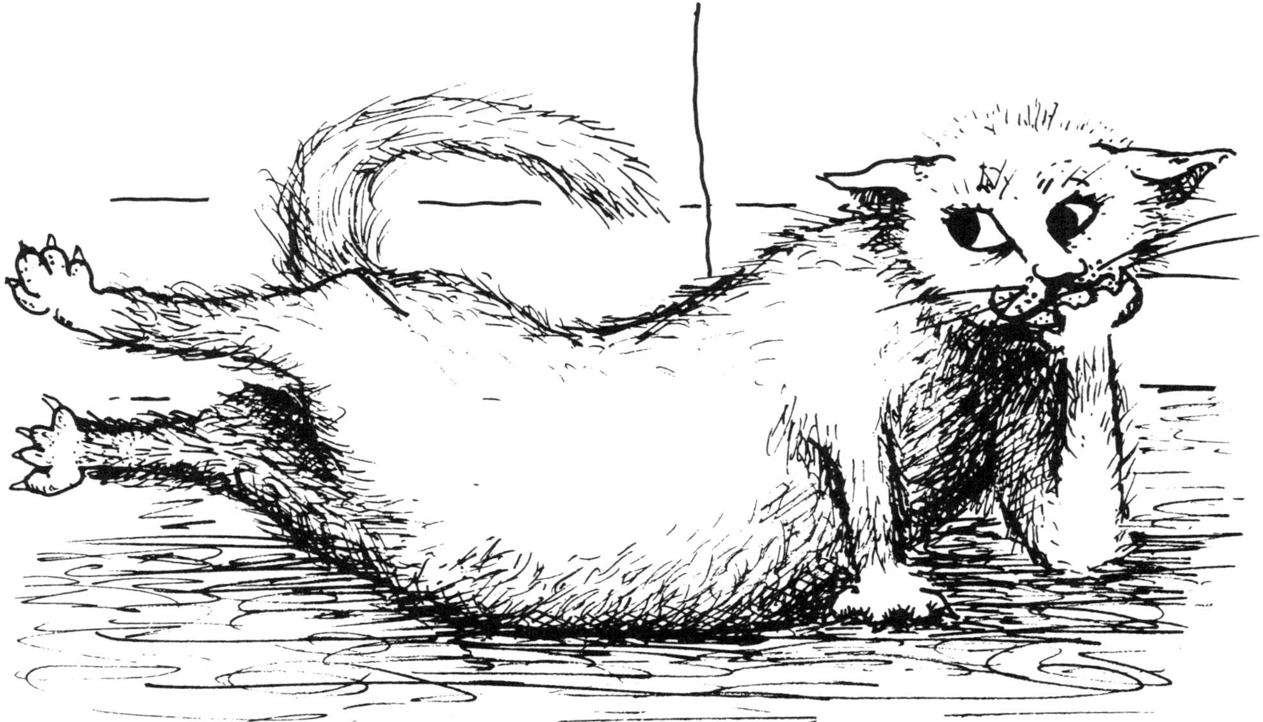

Étirement latéral
Pourrait vous amener à tourner des annonces publicitaires pour chats.

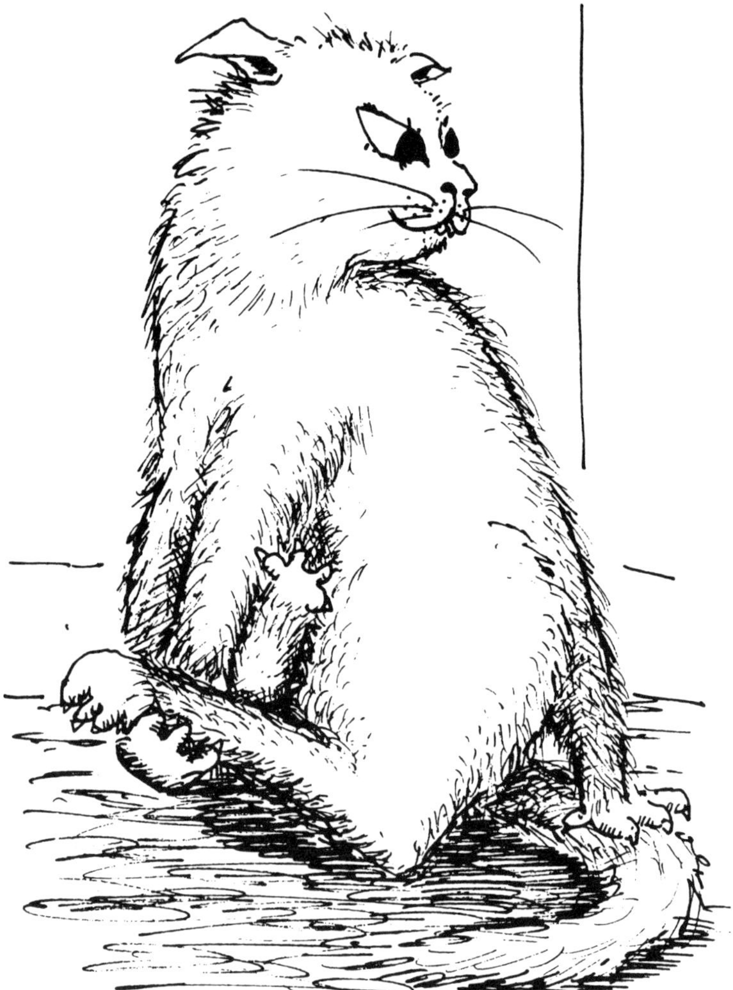

Mareechyâsana

Tendez les abdominaux, courbez l'échine,
étirez bien les moustaches.

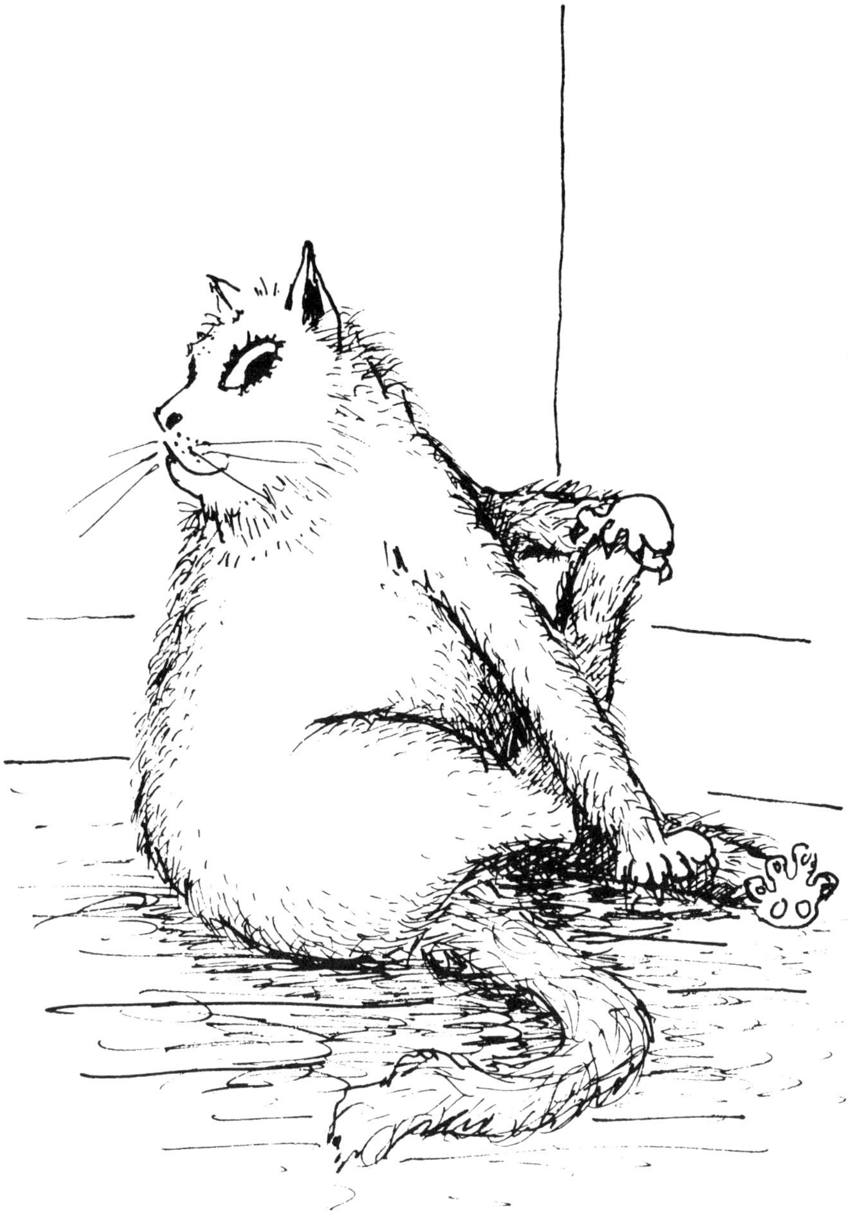

Variante de Mareechyâsana
Une torsion de l'échine élimine le poison,
les boules de poils et les plumes.

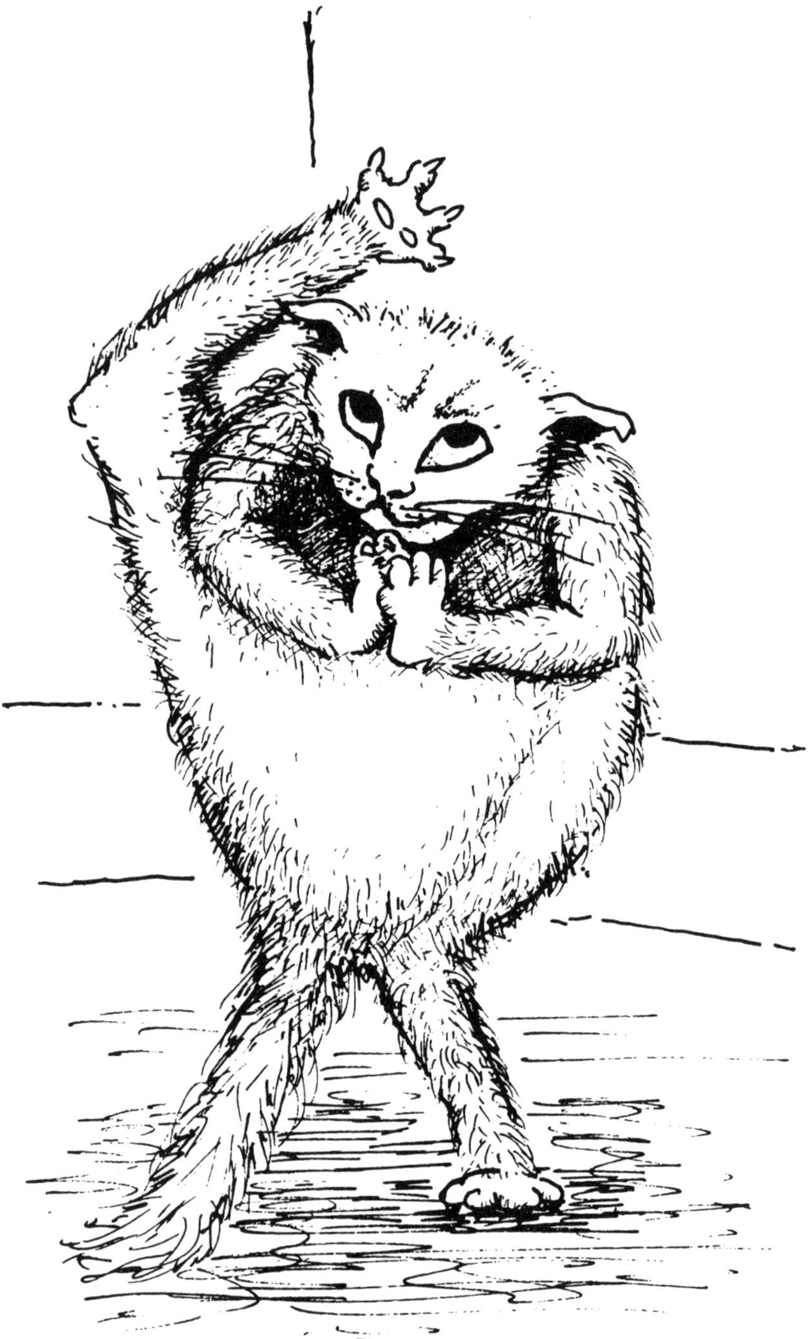

La Grue

Aide à atteindre les tables de cuisine, les dessus de comptoir, etc.

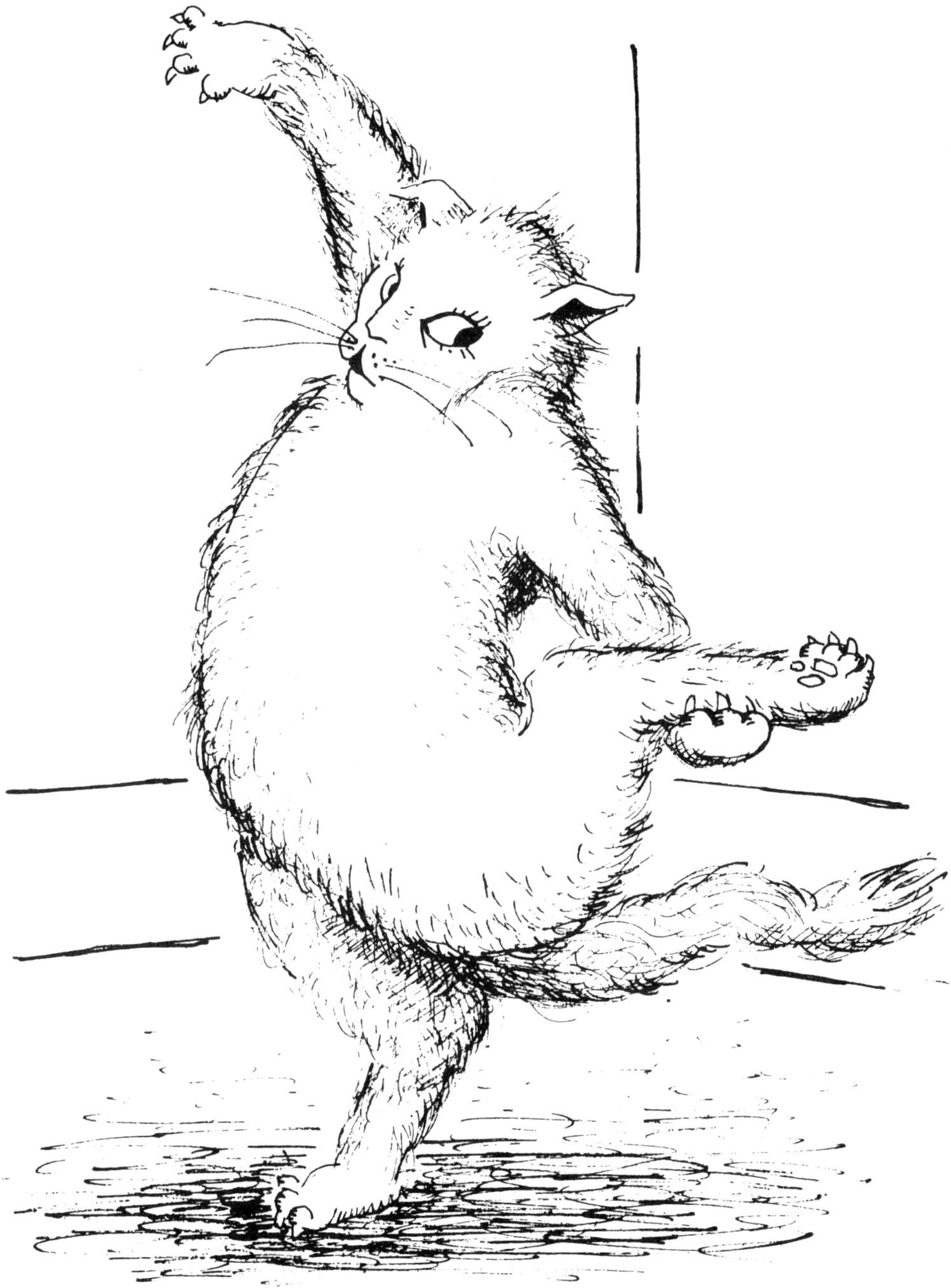

Njinski Tandoori

Permet d'améliorer votre équilibre sur les clôtures.

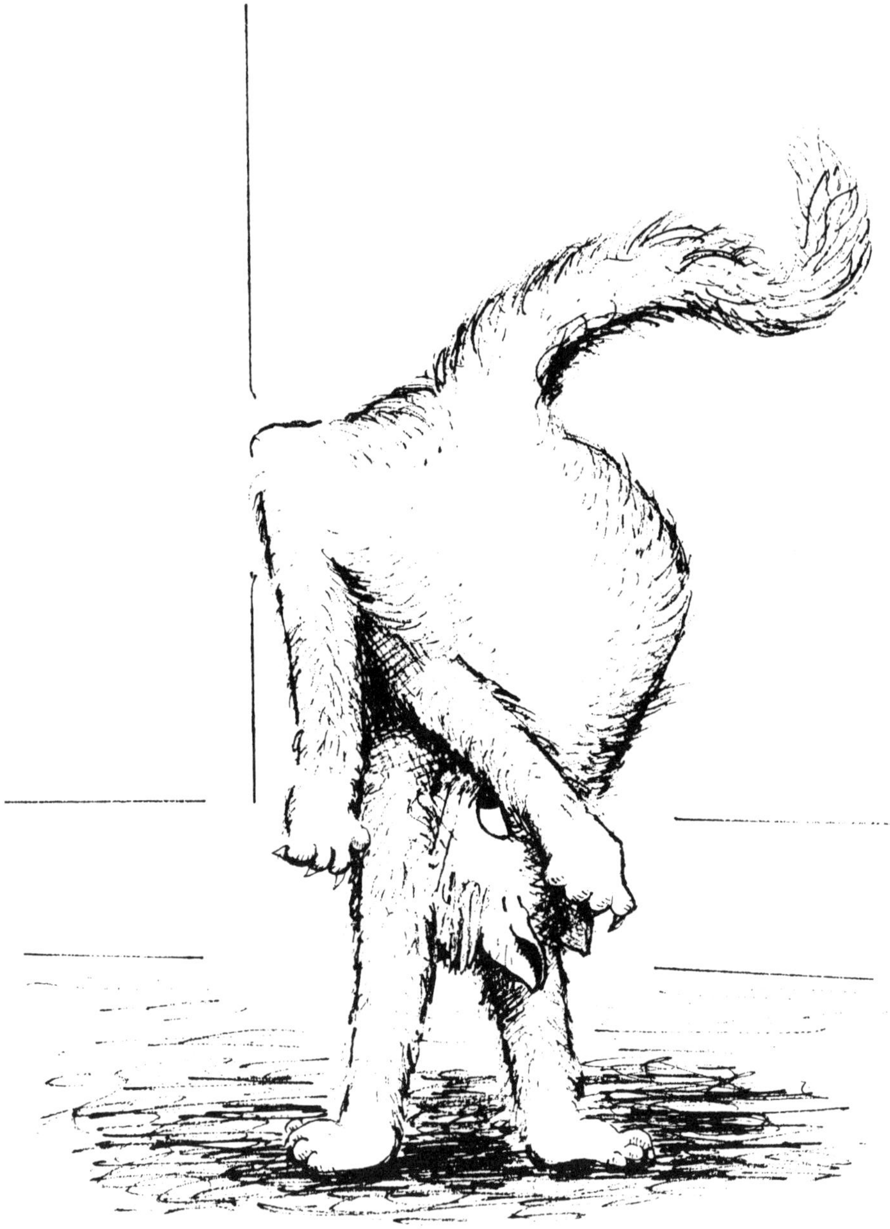

?

Ni l'auteur, ni l'éditeur ne prennent la responsabilité des inconvénients pouvant découler de cette posture.

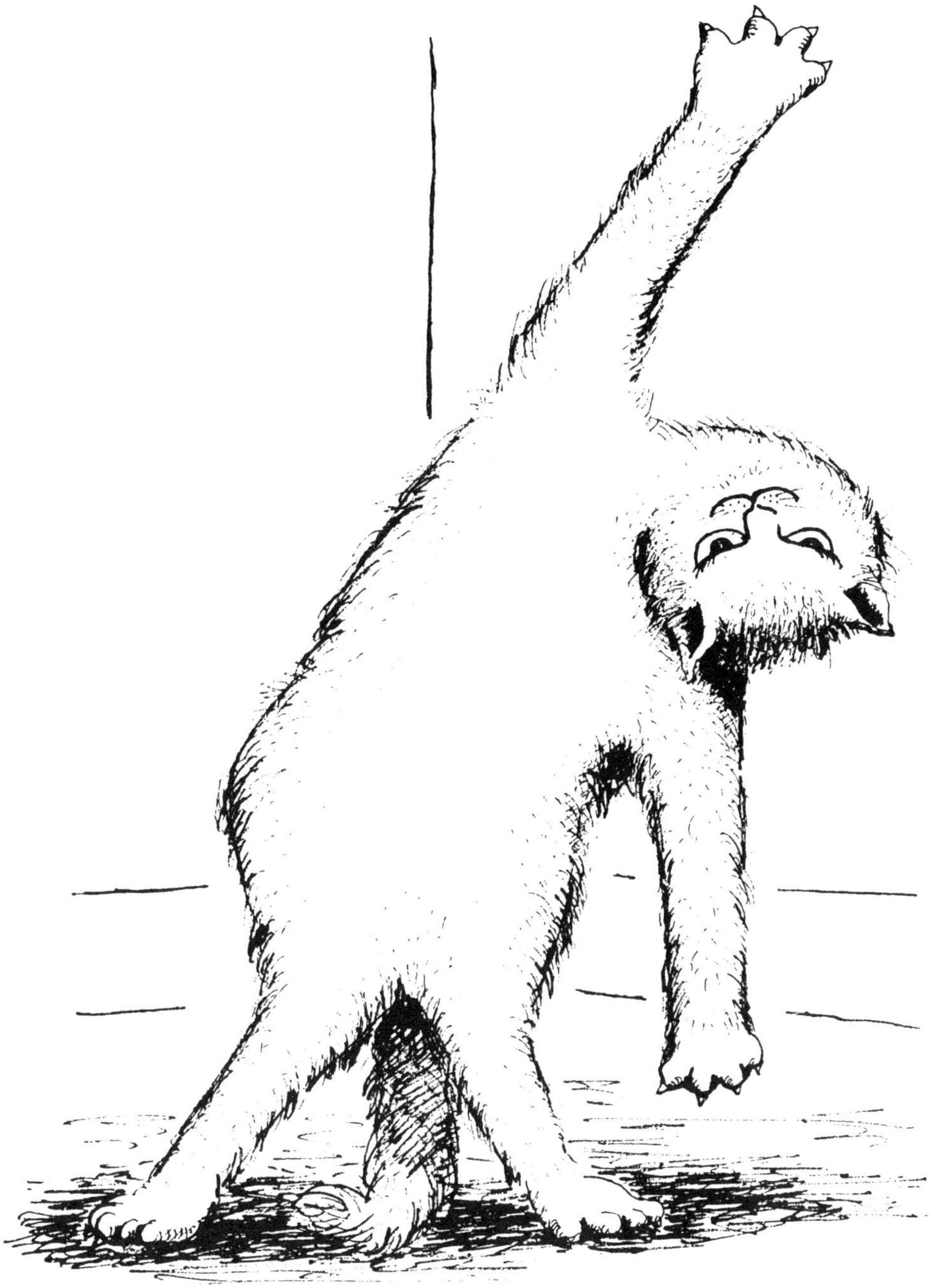

Dénouez-vous.

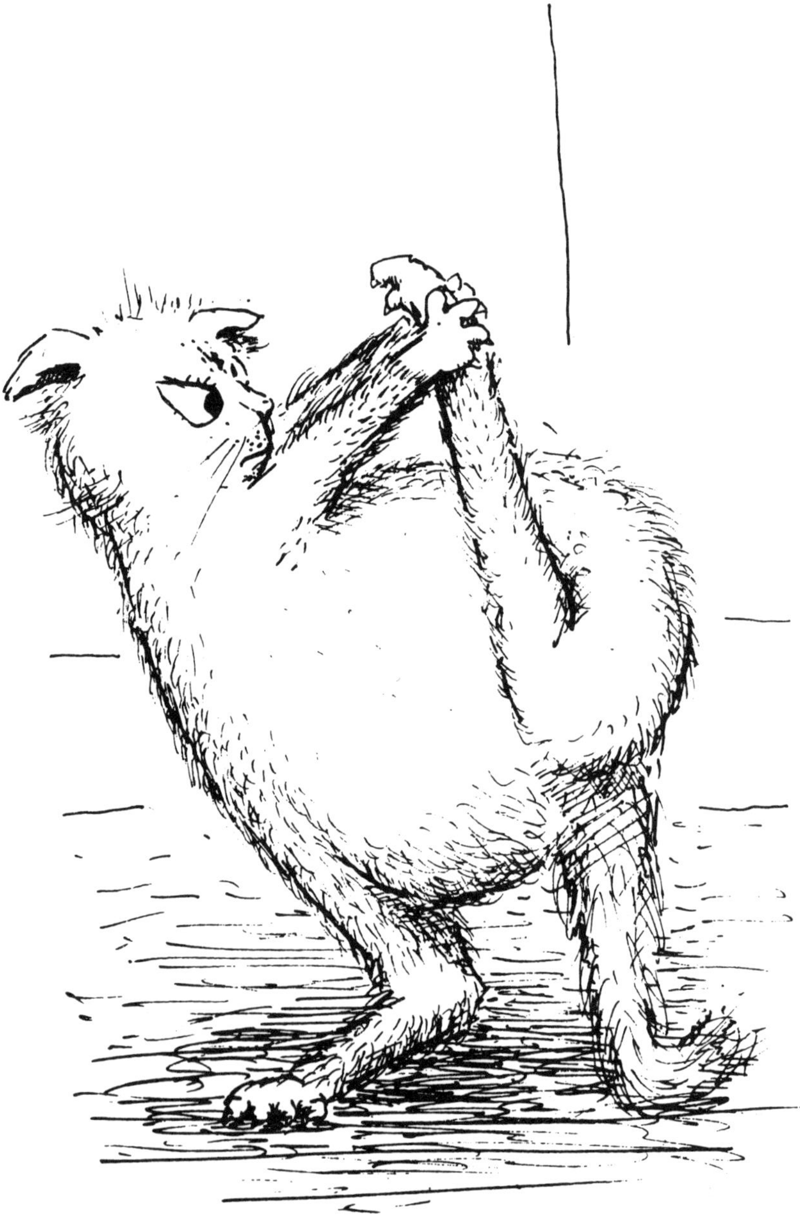

Trikonâsana

Excellente posture pour la coupe des griffes.

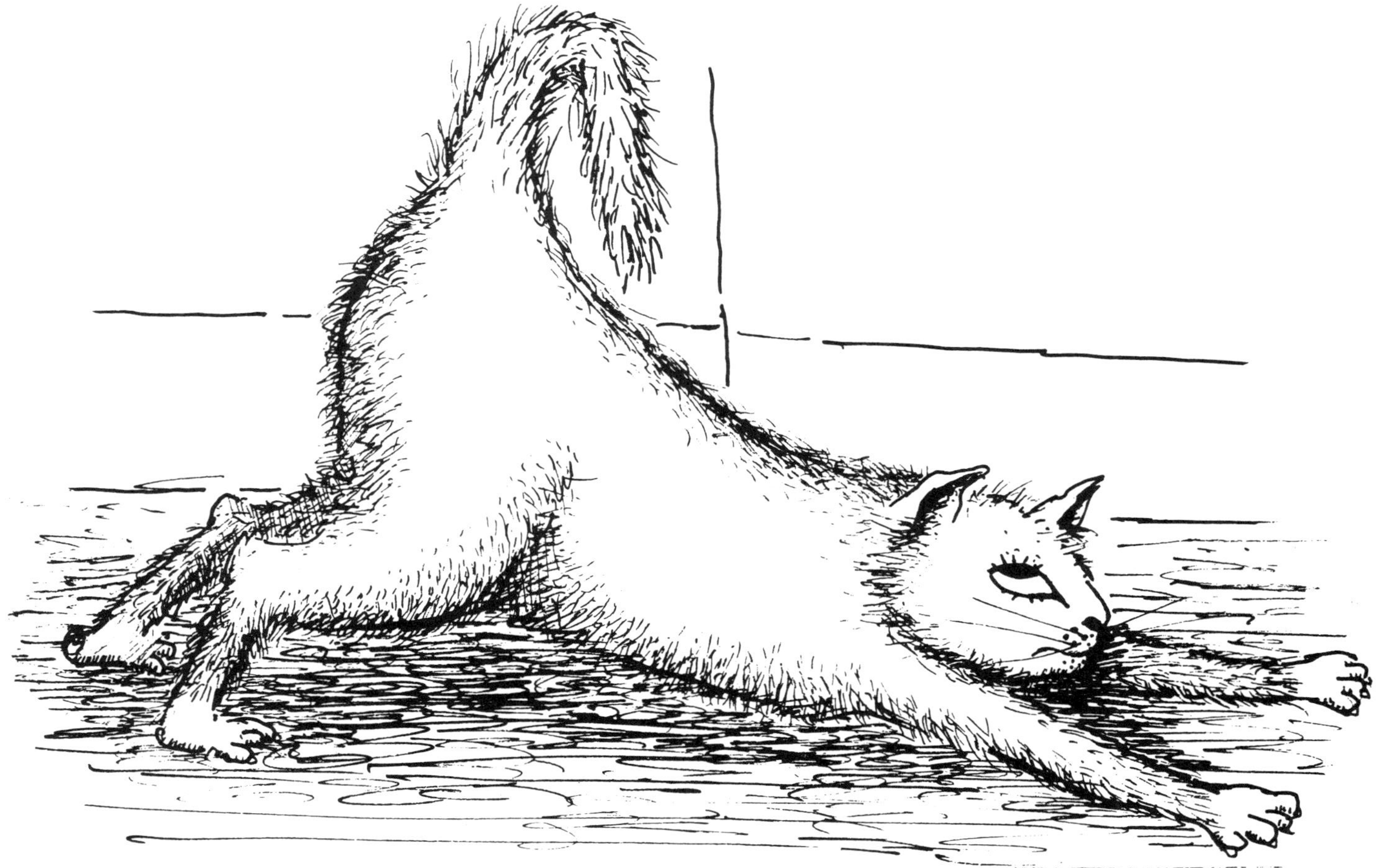

Soorya Namastar
Améliore la rapidité des départs.

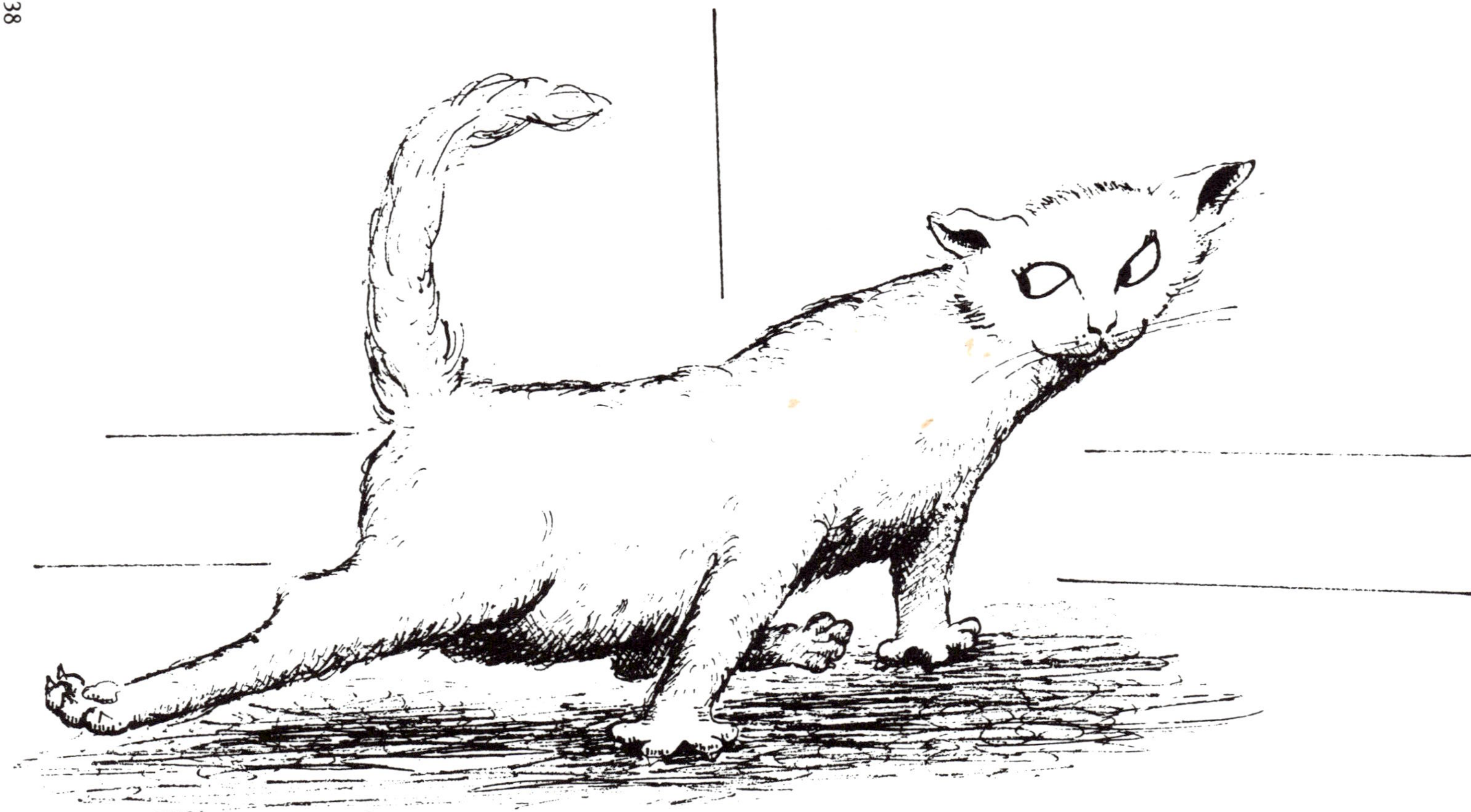

Avertissement
Évitez les planchers fraîchement cirés.

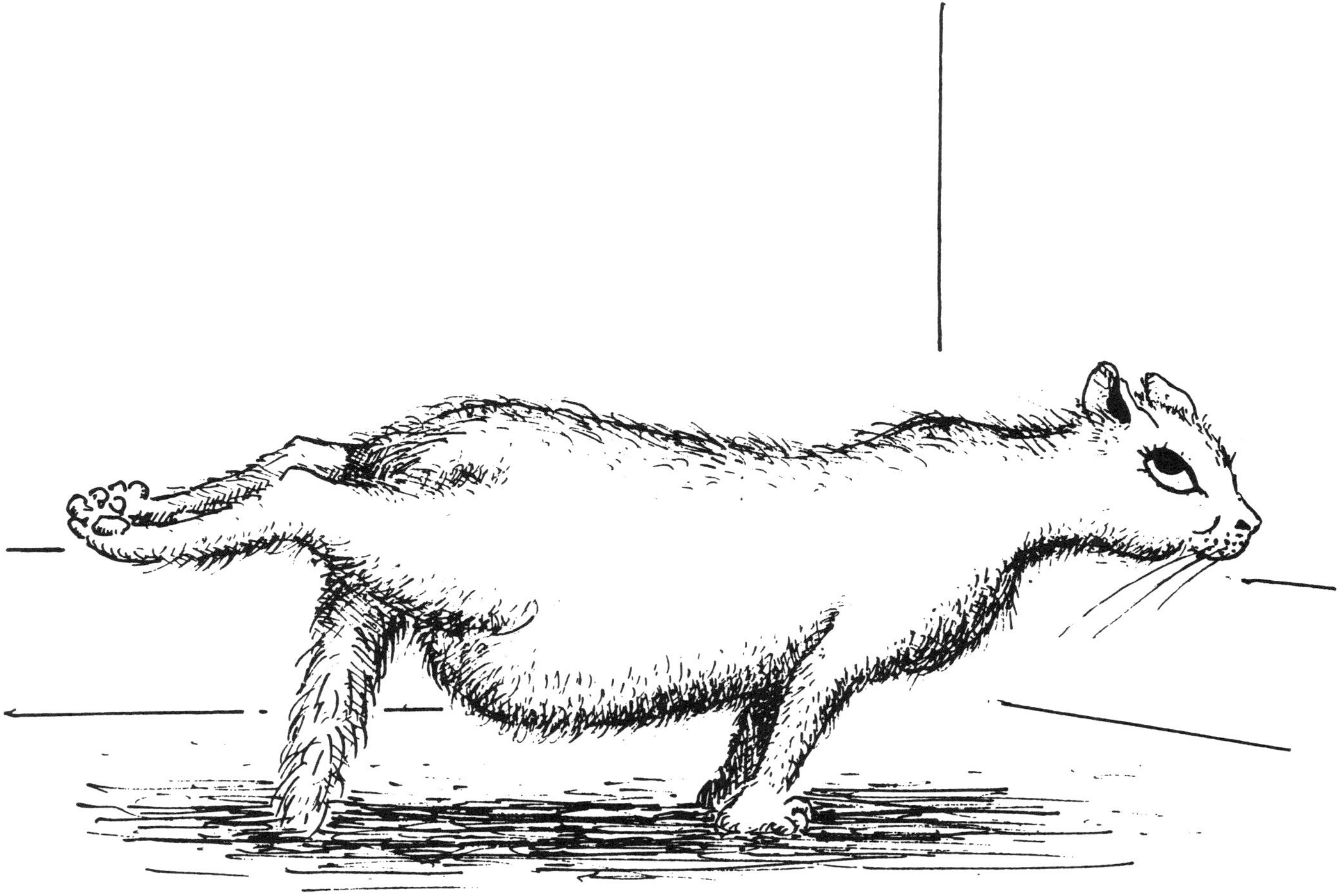

Le Paon

Ceci impressionnera les humains.

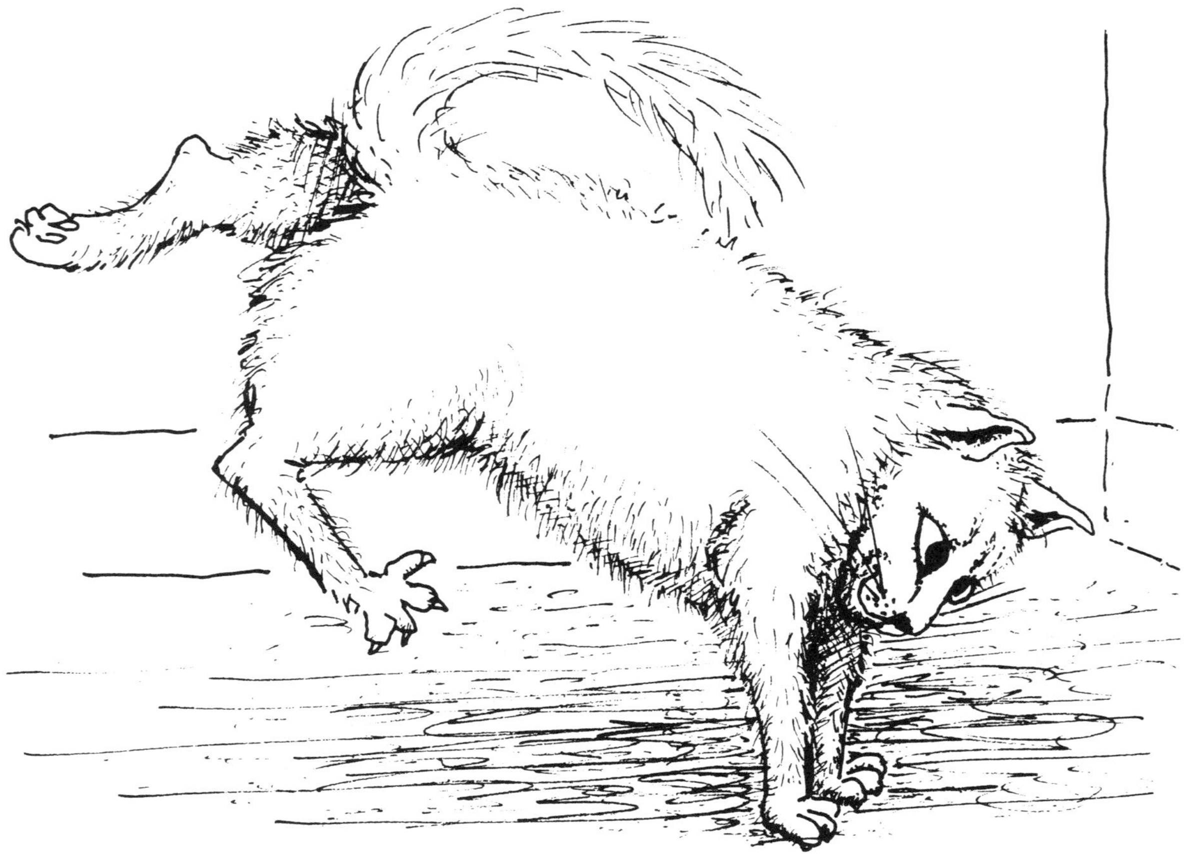

La pose sur la tête—début.
Commencez prudemment.

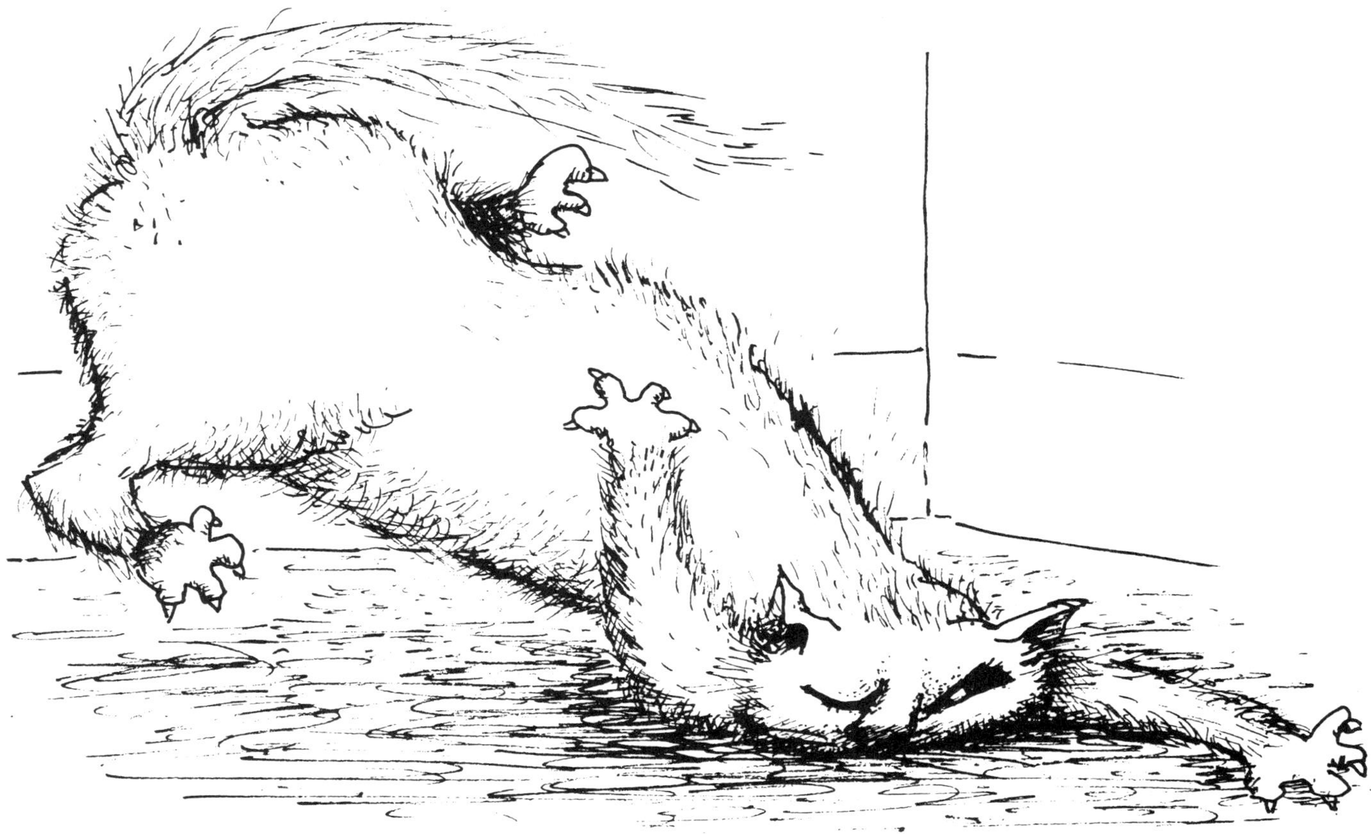

Trop de hâte peut provoquer des accidents (et une perte de dignité).

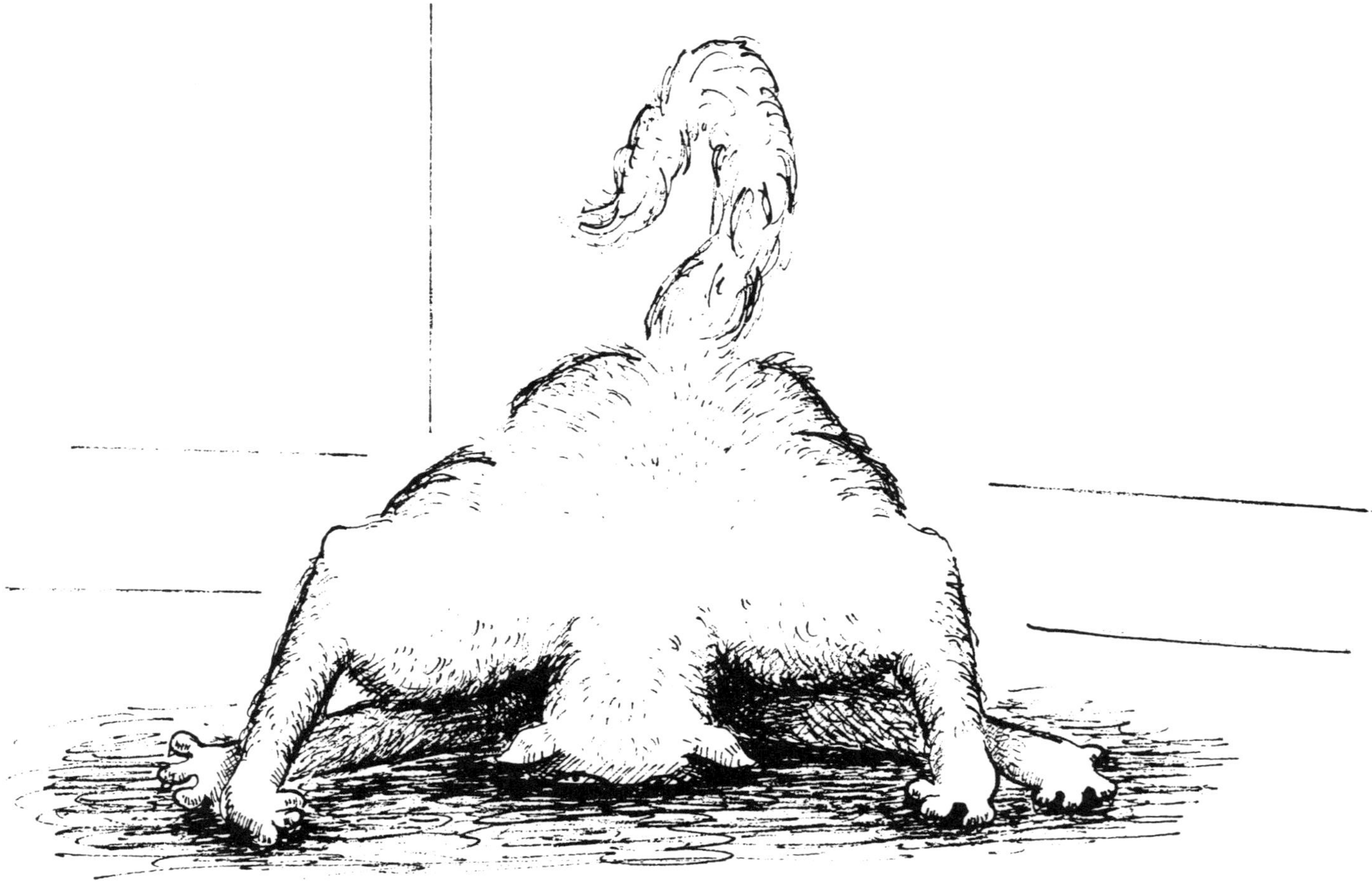

Nous ne sommes pas responsables des membres déplacés.

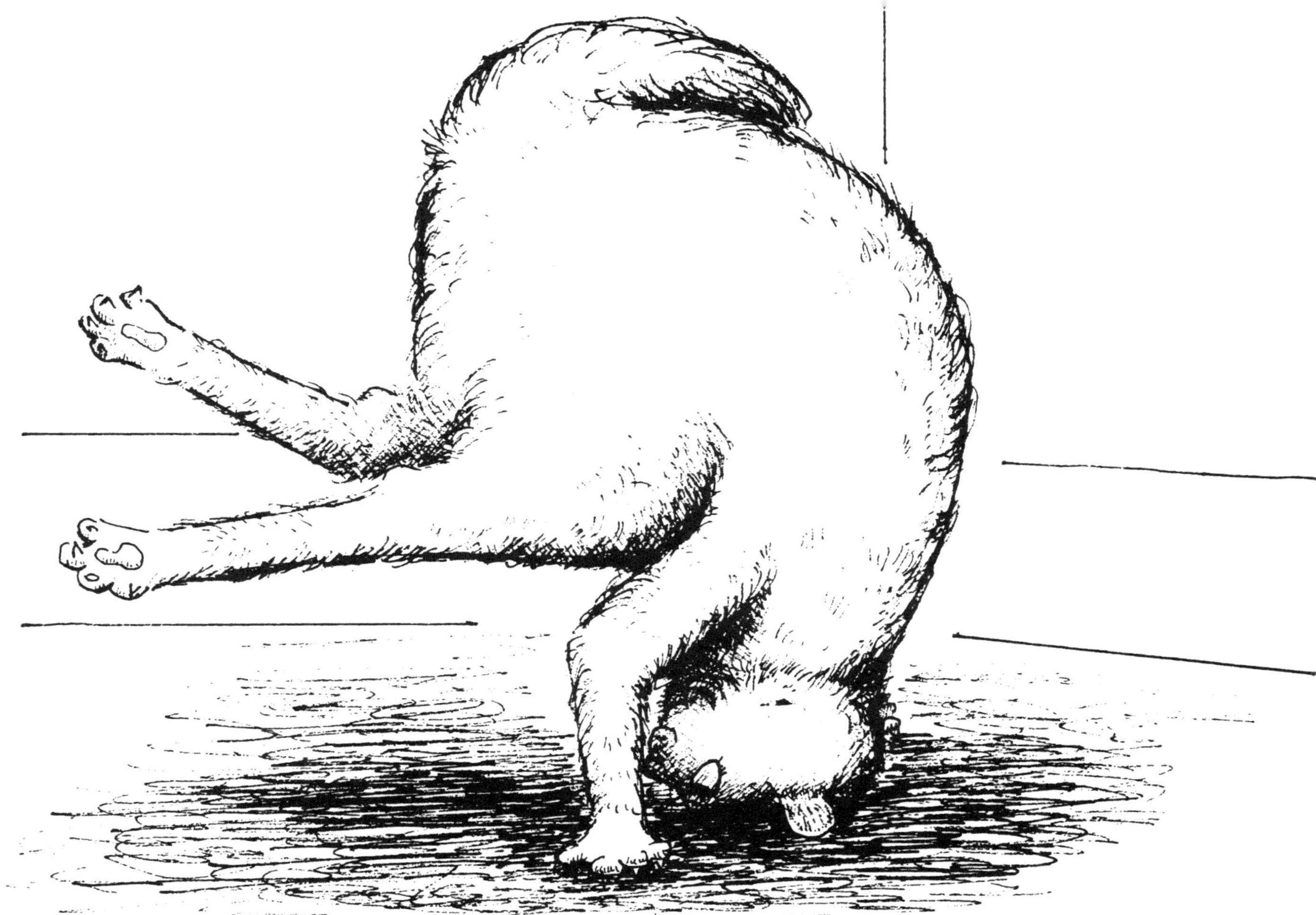

Et c'est la levée...

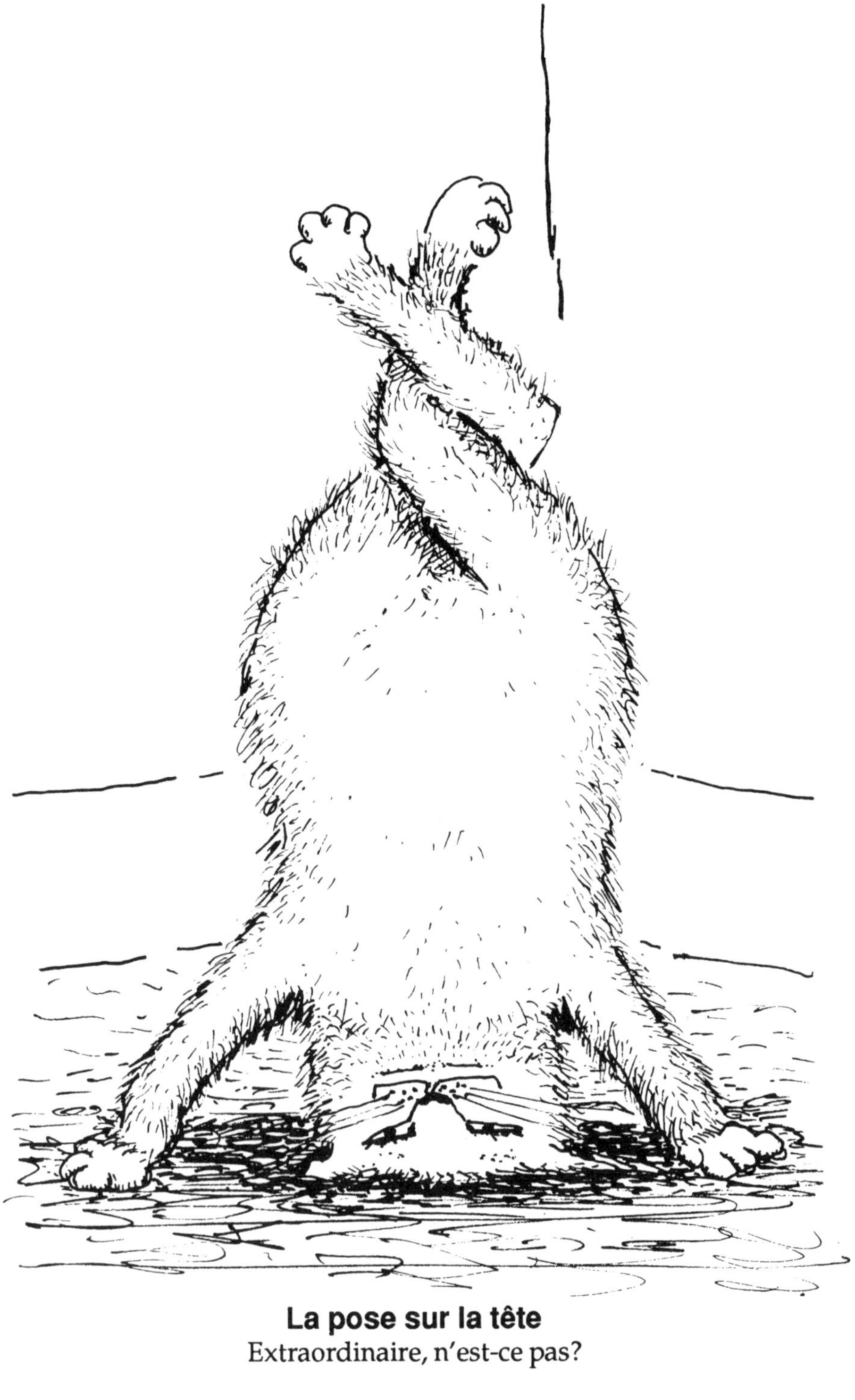

La pose sur la tête
Extraordinaire, n'est-ce pas?

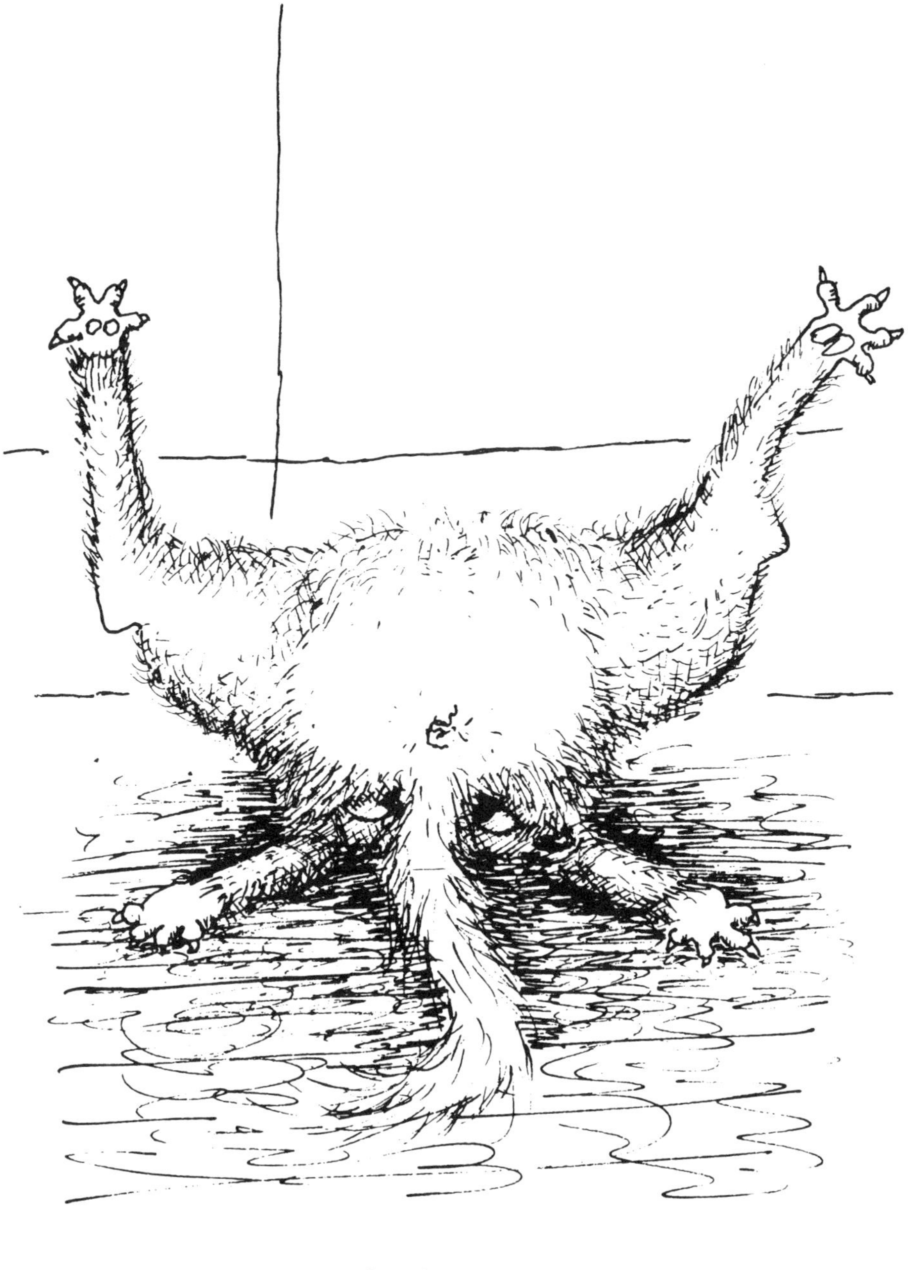

La descente

Ce qui monte doit redescendre—en douceur.

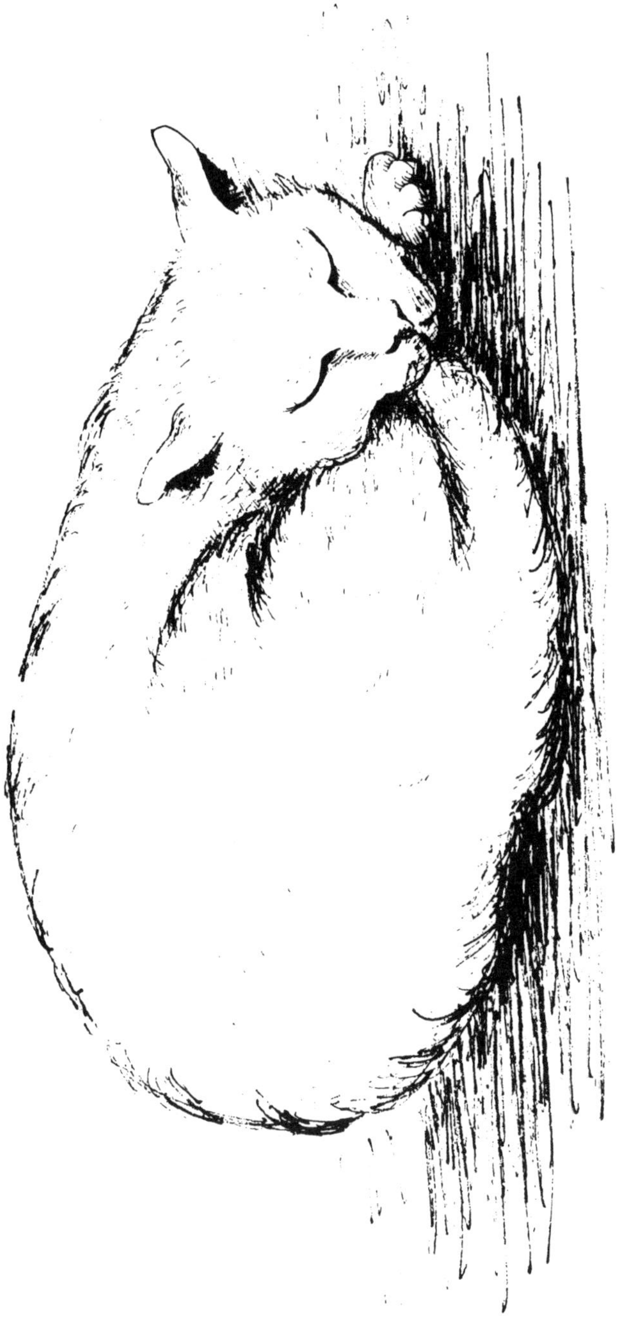

DEDICACE

Ce livre est dédié à Alice Benfer qui, dans une morne saison de ma vie, m'offrit un petit chaton blanc. Talia a gagné mon coeur et Alice ma gratitude. Sans eux, je n'aurais jamais réalisé ce livre.

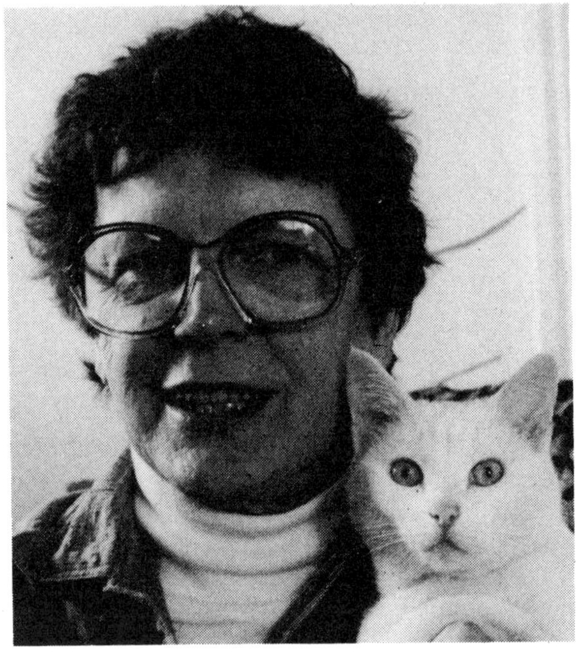

MILAN CHVOSTEK

TALIA KATASANDA est le nom de chat de l'artiste qui, dans ses neuf vies, est apparu sous le nom de Erica ou Eric Rutherford en tant que peintre, décorateur de théâtre, metteur en scène, acteur, critique, photographe, concepteur de marionnettes, professeur et planteur de bananes. Ses tableaux se retrouvent dans les grandes galeries d'art d'Europe et d'Amérique du Nord.

Elle a vécu en Angleterre, en Europe et en Afrique, elle fut pendant plusieurs années, professeur d'art à l'Université de Missouri à Colombia, Mo., et s'établit au Canada en 1978. Avec Talia, elle partage aujourd'hui son temps entre des studios de Toronto et de l'Île-du-Prince-Édouard.